Sobre as NCCN Guidelines for Patients®

National Comprehensive
Cancer Network®

AF824068

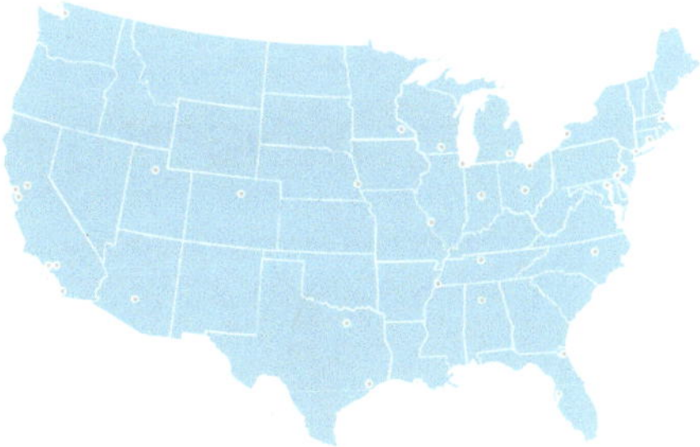

Você sabia que os principais centros de câncer nos Estados Unidos trabalham em conjunto para melhorar o tratamento oncológico? Essa aliança de centros de câncer líderes é chamada de National Comprehensive Cancer Network® (NCCN®).

O tratamento oncológico está em constante mudança. A NCCN desenvolve recomendações para o tratamento oncológico baseadas em evidências para profissionais de assistência médica em todo o mundo. Essas recomendações atualizadas com frequência estão disponíveis nas NCCN Clinical Practice Guidelines in Oncology (NCCN Guidelines®). As NCCN Guidelines for Patients explicam claramente as recomendações de especialistas para pessoas com câncer e para cuidadores.

Essas NCCN Guidelines for Patients se baseiam nas NCCN Clinical Practice Guidelines in Oncology (NCCN Guidelines®) para Neoplasias Mieloproliferativas, versão 1.2024 — 21 de dezembro de 2023.

Consulte as NCCN Guidelines for Patients gratuitamente on-line
NCCN.org/patientguidelines

Encontre um centro de câncer da NCCN perto de você
NCCN.org/cancercenters

Conecte-se conosco

Apoiadores

As NCCN Guidelines for Patients têm o apoio e o financiamento da NCCN Foundation®

A NCCN Foundation agradece aos seguintes apoiadores corporativos por ajudar a disponibilizar as NCCN Guidelines for Patients: AbbVie, GSK, Incyte Corporation e Sobi.

A NCCN adapta, atualiza e organiza as NCCN Guidelines for Patients de forma independente. Nossos apoiadores corporativos não participam do desenvolvimento das NCCN Guidelines for Patients e não são responsáveis pelo conteúdo e pelas recomendações nelas contidas.

Apoio adicional é fornecido por

A MPN Research Foundation se dedica a financiar e avançar pesquisas originais na busca por novos tratamentos — e, algum dia, a cura — para trombocitopenia essencial (TE), policitemia vera (PV) e mielofibrose (MF), cânceres do sangue que são coletivamente conhecidos como neoplasias mieloproliferativas (NMP). Fundada em 1999, a MPNRF foi a primeira organização no espaço de NMP e é a única com foco na pesquisa avançada.

Para fazer uma doação ou saber mais, acesse on-line ou envie um e-mail

NCCNFoundation.org/donate

PatientGuidelines@NCCN.org

Índice

© 2024 National Comprehensive Cancer Network, Inc. Todos os direitos reservados. As NCCN Guidelines for Patients e ilustrações aqui contidas não podem ser reproduzidas de nenhuma maneira para qualquer fim sem a autorização expressa por escrito da NCCN. Ninguém, incluindo médicos ou pacientes, pode usar as NCCN Guidelines for Patients para qualquer fim comercial e não pode alegar, representar ou pressupor que as NCCN Guidelines for Patients que tenham sido modificadas de qualquer maneira sejam derivadas de, baseadas em, relacionadas a ou resultem das NCCN Guidelines for Patients. As NCCN Guidelines são um trabalho em andamento que podem ser redefinidas sempre que novos dados significativos forem disponibilizados. A NCCN não oferece garantias de qualquer tipo sobre o respectivo conteúdo, uso ou aplicação, e se exime de qualquer responsabilidade pela sua aplicação ou uso de qualquer modo.

A NCCN Foundation busca apoiar os milhões de pacientes e suas famílias afetados por um diagnóstico de câncer pelo financiamento e distribuição das NCCN Guidelines for Patients. A NCCN Foundation também está comprometida com o avanço do tratamento do câncer por meio do financiamento de médicos promissores do país no centro de inovação em pesquisa sobre o câncer. Para obter mais informações e a biblioteca completa de recursos para o paciente e cuidadores, acesse NCCN.org/patients.

National Comprehensive Cancer Network (NCCN) e NCCN Foundation
3025 Chemical Road, Suite 100, Plymouth Meeting, PA 19462 USA

1
Aspectos básicos da NMP

Neoplasias mieloproliferativas são um tipo de câncer do sangue. Também denominados de NMPs, esses cânceres se desenvolvem lentamente; logo, muitas pessoas com NMPs têm vidas longas. O impacto das NMPs na qualidade de vida varia amplamente entre as pessoas. Para algumas pessoas, as NMPs causam sintomas que transformam a vida.

O que são NMPs?

As neoplasias mieloproliferativas (NMP) são um grupo de cânceres do sangue raros com um nome incomum. O que isso significa exatamente?

- A primeira parte da segunda palavra — **mielo** — se refere à medula óssea. Quase todos os ossos têm um núcleo macio, chamado medula, onde se forma a maioria das células sanguíneas.
- A segunda parte da segunda palavra — **proliferativa** — se refere ao crescimento rápido das células.
- Uma **neoplasia** é um crescimento anormal das células.

Unidos, o nome neoplasias mieloproliferativas significa cânceres das células sanguíneas na medula óssea. Há muitos tipos de células sanguíneas, então, há muitos tipos de cânceres do sangue. Na próxima seção, vamos ver como as células sanguíneas se formam para entender melhor o que é a NMP.

NMPs não são...

Síndromes mielodisplásicas (SMD)
Como as NMPs, as SMD são cânceres das células-tronco do sangue na linha celular mieloide. As SDM podem causar baixo número de células sanguíneas.

Síndromes mielodisplásicas/ neoplasias mieloproliferativas (SMD/ NMP)
A SMD/NMP é um grupo de cânceres distinto da NMP e da SMD. As células sanguíneas maduras sofrem alterações e há altos números de células sanguíneas.

Mastocitose sistêmica
A mastocitose sistêmica é um acúmulo de um tipo de leucócitos, chamados mastócitos, no corpo, excluindo a pele. Um subtipo chamado mastocitose sistêmica com uma neoplasia hematológica associada (MS-NHA) pode ocorrer com a NMP.

Leucemia mieloide aguda (LMA)
A LMA é um câncer das células mieloides na medula óssea. Ela causa muitos mieloblastos anormais, que não conseguem se transformar em células sanguíneas maduras. Uma NMP pode se transformar em uma LMA, embora isso raramente ocorra.

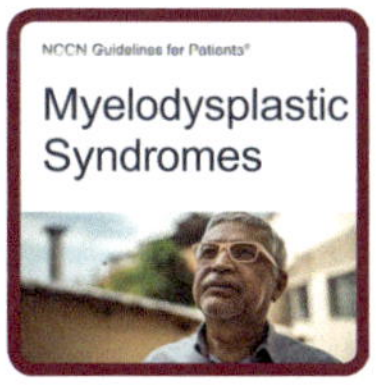

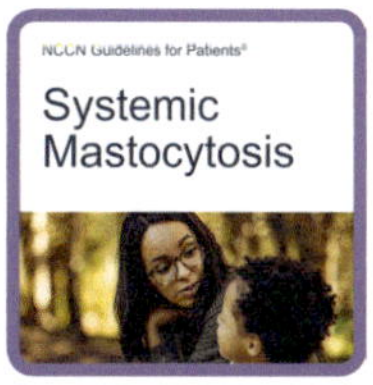

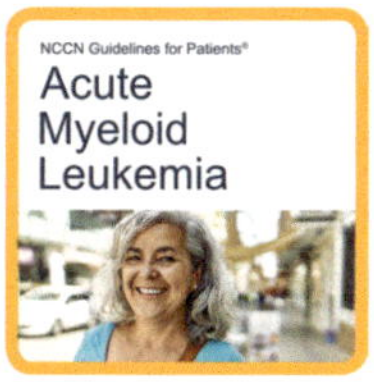

A biblioteca completa de NCCN Guidelines for Patients está disponível em NCCN.org/patientguidelines

As NMPs afetam células sanguíneas muito jovens

As células sanguíneas não vivem por muito, logo, precisam ser substituídas com frequência. Elas provêm de várias alterações em uma série de células. O processo pode ser simplificado em três fases:

1. Células-tronco hematopoiéticas se desenvolvem em todos os tipos de células sanguíneas, incluindo hemácias, leucócitos e plaquetas. Elas fazem cópias exatas de si mesmas e desenvolvem células diferentes que estão mais próximas de serem células sanguíneas. Essas células diferentes são chamadas células progenitoras.

2. As células progenitoras pertencem a uma ou duas famílias de células sanguíneas: linhas celulares mieloides ou linfoides. As células progenitoras podem se transformar em células blásticas. Blastos, para abreviar, são células sanguíneas jovens (ou imaturas).

Células sanguíneas

As células-tronco do sangue são as células a partir das quais todas as células sanguíneas são formadas. Elas passam por uma série de mudanças para se tornarem células sanguíneas maduras. Os três tipos principais de células sanguíneas são hemácias (eritrócitos), leucócitos (granulócitos, monócitos e linfócitos) e plaquetas (trombócitos).

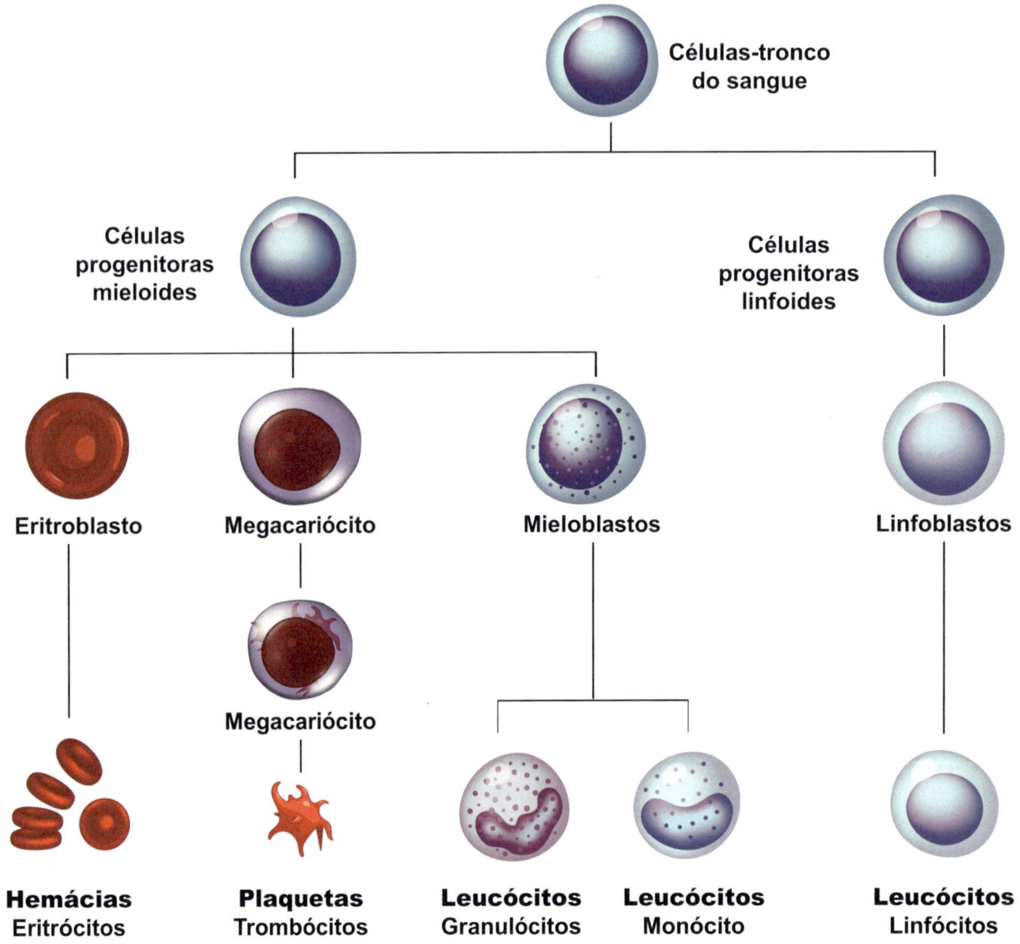

3. Cada tipo de blasto está determinado a se transformar em certo tipo de célula sanguínea madura. Células sanguíneas maduras são células totalmente desenvolvidas que desempenham funções específicas. Os principais tipos de células sanguíneas são hemácias, leucócitos e plaquetas.

As NMPs afetam as células na primeira etapa da formação da célula sanguínea. Elas são cânceres das células-tronco do sangue, mas afetam somente a família de células mieloides. Os mieloblastos se tornam células sanguíneas, mas muitas células sanguíneas são produzidas. O tipo de célula sanguínea madura que está em excesso depende do tipo de NMP.

“As NMPs são classificadas como um câncer do sangue, mas é um câncer com um ‘c’ muito pequeno! É comum ficar assustado e obcecado quando inicialmente diagnosticado (eu fiquei assim!), mas as NMPs são tratáveis, para a maioria das pessoas. Encontrar um médico especialista em NMP e participar de fóruns on-line e de boa reputação dedicados a pacientes com NMP fazem toda a diferença.”

Quais são as NMPs clássicas?

Há vários tipos de NMPs, mas este livro é sobre os tipos mais comuns (ou clássicos):

- **Policitemia vera (PV):** causa excesso de hemácias.
- **Trombocitopenia essencial (TE):** causa excesso de plaquetas.
- **Mielofibrose primária:** causa excesso de megacariócitos que desencadeiam um acúmulo de tecido cicatricial (fibrose) na medula óssea.

Mais informações sobre os tipos clássicos de NMP estão disponíveis no *capítulo 2: Exames para NMP.*

A leucemia mieloide crônica (LMC) é uma NMP com muitos granulócitos, um tipo de leucócito. Algumas pessoas a chamam de NMP, mas essa condição costuma ser discutida por si só. Seu tratamento se baseia em um marcador de câncer que outras NMPs clássicas não têm.

Mais informações sobre LMC estão disponíveis em NCCN.org/patientguidelines e no aplicativo NCCN Patient Guides for Cancer.

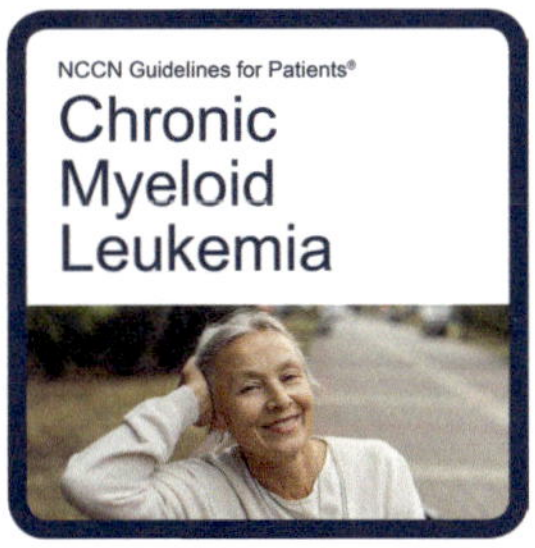

Qual é o melhor tratamento?

Não há um tratamento único para as NMPs. O melhor tratamento é o certo para você. Seu planejamento terapêutico deve seguir as boas práticas — tratamento oncológico com base em ciência e no consenso de especialistas. Os próximos capítulos explicam as boas práticas de exames e tratamento de NMPs clássicas.

O tratamento pode não ser necessário

As NMPs são cânceres crônicos. Cânceres crônicos podem se manter estáveis por vários anos e, em geral, progridem lentamente. O tratamento pode não ser necessário imediatamente, nem nunca, mas esses cânceres sanguíneos não costumam ser curados.

Pessoas com NMP costumam viver muitos anos sem tratamento apropriado. Muitas pessoas têm expectativas de vida quase normais. Contudo, em algumas, o câncer piora mais rapidamente. O curso do câncer depende do tipo de NMP, das características do câncer e da sua idade e saúde.

Alívio de sintomas

A sintomatologia das NMPs é ampla: fadiga, cefaleias e dores abdominais, entre outros. Nos últimos anos, foram desenvolvidas pesquisas válidas para avaliar os sintomas. Para saber mais, leia o *capítulo 3: Sintomas e pesquisas.*

O ônus dos sintomas da NMP varia amplamente entre as pessoas. Para muitas pessoas, contudo, o ônus é intenso e reduz sua qualidade de vida. Os sintomas podem restringir atividades cotidianas e as horas de trabalho. O alívio de sintomas é discutido no *capítulo 6: Terapia de apoio.*

Evitando complicações

Sua equipe de assistência procurará três das principais complicações de NMPs:

- Sangramento anormal
- Coágulos sanguíneos
- Progressão da doença

Sangramento anormal (hemorragia) e coágulos sanguíneos (trombos) são mais comuns na PV e na TE. Entretanto, também ocorrem na mielofibrose. O sangramento anormal costuma ser menor, mas pode ser grave. Os coágulos sanguíneos podem bloquear vasos sanguíneos. Eles podem ser fatais, embora isso seja raro.

As NMPs podem progredir em várias doenças graves, mas a maioria, não. A TE e a PV podem progredir para mielofibrose. Embora seja raro, as NMPs podem progredir para leucemia mieloide aguda (LMA). Quando as NMPs progridem para LMA, o termo “fase blástica” da NMP (NMP-FB) é comumente empregado.

Como evitar complicações é discutido no *capítulo 4: Coagulação na PV e na TE* e no *capítulo 5: Mielofibrose.*

Defenda-se

Você é membro da sua equipe de tratamento oncológico. Discuta as recomendações apresentadas neste livro com a sua equipe. Juntos, vocês podem criar um plano de tratamento que seja o melhor para você.

No capítulo 7, há uma lista de perguntas sugeridas a fazer à equipe. É mais provável que você receba o tratamento que gostaria ao fazer perguntas e tomar decisões com sua equipe.

Pontos importantes

- As neoplasias mieloproliferativas, também chamadas NMPs, são um tipo de câncer do sangue. As NMPs podem causar alto número de células sanguíneas.
- As três NMPs clássicas são policitemia vera (PV), trombocitopenia essencial (TE) e mielofibrose primária (MFP).
- As NMPs são cânceres crônicos, o que significa que pioram lentamente.
- Com tratamento, a maioria das pessoas tem uma vida longa, embora muitos enfrentem sintomas intensos. Para outras, o câncer pode piorar rapidamente ou causar uma complicação fatal.

“

Você precisa ser seu próprio defensor, principalmente porque este é um câncer raro e a maioria expressiva de especialistas em saúde não conhecem as NMPs. Se eu não observasse meu hemograma, insistisse em consultas com hematologistas e não parasse de pergunta “por quê?”, eu ainda não saberia o meu diagnóstico e poderia não ter descoberto até que fosse possivelmente tarde demais.”

2
Exames para NMP

São necessários vários exames se o profissional de saúde suspeitar de uma neoplasia mieloproliferativa (NMP). Os exames são descritos neste capítulo.

Exames a fazer

Os exames não são muito diferentes entre os tipos de neoplasia mieloproliferativa (NMP). Cada tipo — policitemia vera (PV), trombocitopenia essencial (TE) e mielofibrose primária (MFP) — precisa de exames de sangue. Exames de medula óssea são também muito comuns. **Consulte o Guia 1** para ver uma lista de exames usados para diagnosticar e planejar o tratamento de NMPs.

Peça uma cópia dos resultados dos exames e faça anotações enquanto o profissional de saúde explica os resultados. Não deixe o nervosismo impedir que você faça perguntas. As NMPs podem ser de difícil compreensão.

Pode ser útil levar um acompanhante nas consultas. Mantenha os exames e os documentos acessíveis e organizados em um arquivo (tipo fichário) para quando precisar deles novamente.

Guia 1
Exames para neoplasias mieloproliferativas

Histórico de saúde e exames	• História clínica incluindo transfusões e medicamentos • Exame físico • Escala de sintomas
Exames de sangue	• Hemograma completo (HC) com diferencial • Esfregaço de sangue • Painel metabólico abrangente, exames de função hepática, lactato desidrogenase (LDH), ácido úrico • Eritropoetina (EPO) e ferro • Exames de antígeno leucocitário humano e de coagulação são, às vezes, necessários
Exames de medula óssea	• Biópsia e aspiração da medula óssea • Estudo da medula óssea com o uso de corantes especiais e de um microscópio
Exame de biomarcadores	• Hibridização fluorescente *in situ* (HFIS) ou TR-RCP multiplex para *BCR-ABL1* • Exames moleculares ou sequenciamento de próxima geração (NGS) para mutações *JAK2*, *CALR* e *MPL* • Citogenética usando cariótipos com ou sem HFIS

Histórico de saúde

Espere que o profissional de saúde analise sua saúde em detalhes. Isso se chama de história clínica. O profissional de saúde buscará saber bastante sobre a sua saúde passada e atual. Provavelmente, você será perguntado sobre:

- Doenças e enfermidades
- Medicamentos e suplementos prescritos e não prescritos, cirurgias e transfusões de sangue
- Escolhas de estilo de vida, incluindo dieta, se é fisicamente ativo e se fuma ou bebe álcool
- Sintomas e complicações das NMPs, como cefaleias, dor nos ossos, dor abdominal, coceira ou formigamento, fadiga extrema

As NMPs raramente ocorrem em famílias. É muito raro nascer com um gene anômalo que causa uma NMP. A maioria das pessoas adquire as mutações nos genes que podem levar a uma NMP após o nascimento.

Alguns outros tipos de cânceres e de enfermidades de saúde podem ocorrer em famílias. Esteja preparado para discutir os problemas de saúde de parentes consanguíneos. Esses incluem irmãs e irmãos, pais, mães e avôs e avós.

Exame físico

O profissional de saúde também fará um exame físico minucioso do seu corpo. Esse exame pode incluir:

- Verificar seus sinais vitais — pressão arterial, frequência cardíaca, frequência respiratória e temperatura corporal — e avaliar seu aspecto geral
- Sentir e ouvir órgãos, incluindo o baço e o fígado
- Avaliar seu nível de dor, se houver, quando for tocado

“Muito do diagnóstico e do tratamento se baseia em números dos exames de sangue e podem ser feitos virtualmente. Procure uma segunda ou terceira opinião. Se eu não tivesse procurado um excelente especialista em NMP e só confiado no primeiro oncologista, não sei se estaria onde estou: saudável, com bons números e confiando na jornada de tratamento de NMP e na equipe médica.”

Exames de sangue

Os exames de sangue podem medir as células sanguíneas, as proteínas e as substâncias químicas na corrente sanguínea. Eles são mais comumente usados para rastreamento de doença e para planejar o tratamento de cânceres do sangue.

Alguns exames de sangue são feitos com uma máquina e outros precisam de um patologista para a conclusão. Um patologista é um médico especializado em tecidos e células.

Para a NMP, um médico chamado hematologista pode fazer parte da sua equipe de assistência. Um hematologista é um especialista no diagnóstico de cânceres do sangue e de células imunológicas.

Hemograma completo com diferencial

Um hemograma completo (HC) com diferencial é um exame laboratorial muito comum. Os resultados do exame incluem:

- Contagem de leucócitos, de hemácias e de plaquetas
- O percentual de hemácias no sangue (chamado hematócritos)
- O valor de uma proteína chamada hemoglobina nas hemácias
- A contagem da maioria dos tipos de leucócitos no sangue: basófilos, neutrófilos, eosinófilos, monócitos e linfócitos

Esfregaço de sangue

Um patologista examinará seu sangue com o uso de um microscópio. Isso se chama esfregaço de sangue. Com um microscópio, um patologista pode ver o tamanho e a forma das células sanguíneas. Características anormais de células sanguíneas podem ser uma pista da doença que você tem.

Um esfregaço de sangue também pode mostrar se há no sangue células sanguíneas imaturas chamadas blastos. Em geral, os blastos estão presentes somente na medula óssea, mas, as às vezes, a mielofibrose os força para outros lugares.

Painel metabólico e exames de fígado

Um painel metabólico abrangente mede até 14 tipos de substâncias químicas que vêm dos seus órgãos. É um exame de rastreamento para muitas doenças. Ele também mostra se a NMP está afetando os órgãos, como os ossos e o fígado.

Do mesmo modo, exames de função hepática também são usados para avaliar se a NMP está afetando seu fígado. Esses exames medem o fluido amarelado chamado de bile, e as proteínas e enzimas do fígado.

Lactato desidrogenase e ácido úrico

A maioria das células tem uma proteína chamada lactato desidrogenase (LDH) e uma substância química chamado ácido úrico. Altos níveis de LDH e de ácido úrico podem ser sinais de mielofibrose. Durante certas fases, a mielofibrose causa a morte de muitas células sanguíneas. Células sanguíneas morrendo liberam LDH e ácido úrico.

Eritropoetina e ferro

A eritropoetina (EPO) é um hormônio produzido pelos rins. Ele ajuda a produzir hemácias, e ferro é necessário para produzir hemoglobina nas hemácias. Exames de sangue de EPO e ferro ajudam a diagnosticar a PV. Na PV, contagens altas de hemácias suprimem os níveis de EPO. Além disso, os níveis de ferro podem ser baixos mesmo tendo altos níveis de hemoglobina.

Outros exames de sangue

Outros exames de sangue podem, às vezes, ser necessários. Pessoas que passarão por um tratamento chamado transplante de células hematopoiéticas (TCH) alogênicas precisam do exame de antígeno leucocitário humano. Para saber mais sobre TCH alogênicas, leia o *capítulo 5: Mielofibrose*.

O exame de coagulação pode ser feito para avaliar o estado dos coágulos sanguíneos. Algumas pessoas são diagnosticadas com doença de von Willebrand adquirida (DVWa) ou outro transtorno de coagulação com base nesses exames.

Exames de medula óssea

A medula óssea é a parte macia no meio da maioria dos ossos. Ela é parecida com uma esponja que mantém líquidos e células.

Uma biópsia da medula óssea remove uma amostra central da medula. A aspiração da medula óssea remove líquidos e células. Esses procedimentos costumam ser feitos ao mesmo tempo. Eles são feitos na parte posterior do osso do quadril. Você pode receber previamente um analgésico injetado ou um sedativo leve para relaxar.

Um patologista inspecionará a medula óssea com o uso de um microscópio. Isso é conhecido como histologia da medula óssea. A histologia pode detectar números anormais de células na medula óssea. Também pode mostrar quanto da medula óssea está com tecido cicatricial (fibrose).

Remover amostras de medula óssea

Amostras da medula óssea podem ser removidas e examinadas para diagnóstico ou planejamento terapêutico. Uma aspiração da medula óssea remove uma pequena quantidade de medula óssea líquida. Uma biópsia da medula óssea remove um pequeno pedaço de osso com medula. Esses procedimentos costumam ser feitos na parte posterior do quadril, um após o outro.

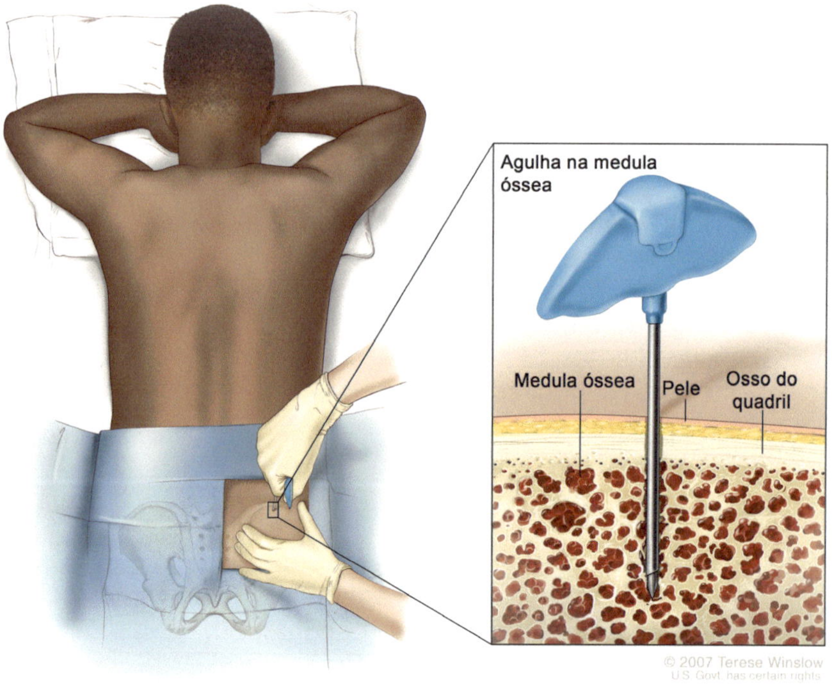

Exame de biomarcadores

Os exames de biomarcadores procuram pistas biológicas, ou marcadores, de câncer. Exames moleculares são um tipo de exame de biomarcadores que procuram genes anômalos chamados de mutações. Algumas pessoas chamam de exames genéticos. Os exames citogenéticos mostram se há cromossomos anômalos.

Exame de biomarcadores para mutação LMC

A principal característica da leucemia mieloide crônica (LMC) é o gene de fusão *BCR-ABL1*. A hibridização fluorescente *in situ* (HFIS) e o TR-RCP multiplex são exames moleculares que detectam *BCR-ABL1* em amostras de sangue e de medula óssea. Se o *BCR-ABL1* estiver ausente, a LMC será descartada.

Exame de biomarcadores para mutações de NMP

Se a LMC for descartada, o exame molecular será usado para buscar marcadores de NMPs clássicas.

Exames para diagnóstico

Um dos marcadores é a mutação *JAK2* V617F. Se o marcador não for encontrado, os próximos marcadores a serem testados são:

- Mutações de éxon 12 do gene *JAK2* se houver suspeita de PV
- Mutações *CALR* e *MPL* se houver suspeita de TE e MFP

Uma nova tecnologia chamada sequenciamento de próxima geração (NGS) pode testar vários marcadores genéticos ao mesmo tempo. Ela pode ser usada em vez de exames moleculares individuais.

Exames para prognóstico

Se os exames confirmarem que você tem uma NMP, o exame de NGS é recomendado para avaliar o prognóstico se isso não foi feito anteriormente. Um prognóstico prevê como o câncer vai se comportar e responder ao tratamento.

Exame de biomarcadores para cromossomos anômalos

A citogenética é útil para diagnóstico e para planejamento terapêutico. Os resultados podem ajudar na identificação dos subtipos de NMP, na classificação da fibrose da medula óssea e na avaliação do prognóstico de câncer.

Um retrato de cromossomos chamados cariótipo é usado para citogenética. Um exame HFIS também pode ser feito. Esses exames são feitos na aspiração de medula óssea ou em uma amostra de sangue.

> **“Estou feliz de que tenha encontrado o hematologista certo depois de duas tentativas. Confira se o seu médico é um pesquisador de NMP e faz os exames genéticos certos para mutações.”**

Como diagnosticar NMPs

A Classificação do Consenso Internacional (ICC) e a Organização Mundial de Saúde (OMS) criaram as normas de diagnóstico para NMP. Essas normas incluem os principais critérios e os critérios secundários relacionados. Um patologista usará os exames descritos neste capítulo para decidir se os critérios para NMP são atendidos.

Mielofibrose primária

A mielofibrose é chamada de mielofibrose primária, ou MFP se for a única NMP que você teve. São dois estágios de MFP com base na quantidade de tecido cicatricial (fibrose) na medula óssea:

- MFP pré-fibrótica (pré-MFP ou MFP inicial)
- MFP evidente

O primeiro critério de mielofibrose é um alto número de megacariócitos anômalos na medula óssea. A medula óssea na pré-MFP tem pouco ou nenhum tecido cicatricial, enquanto há tecido cicatricial de grande porte na MFP evidente. Na pré-MFP, o número de células da medula óssea é superior ao normal, embora, às vezes, a produção de hemácias possa ser baixa.

A mielofibrose pode ser diagnosticada somente depois da exclusão de outros cânceres. O segundo critério requer o descarte de outros tipos de NMP, síndromes mielodisplásicas (SMD) e outras neoplasias mieloides.

O terceiro critério é ter uma mutação *JAK2, CALR* ou *MPL*. Uma mutação *JAK2* é a mais comum, e uma mutação *CALR* é a segunda mais comum. Cerca de 1 de 10 pessoas com MFP não tem nenhuma dessas três mutações. Nesses casos, a NMP é descrita como tripla negativa.

Para a MFP ser considerada, o critério secundário —outro sinal de mielofibrose— deve ser detectado em exames de sangue. Esse sinal pode ser baixas contagens de hemácias ou hemoglobina (anemia), altos níveis de leucócitos ou LDH, ou baço aumentado. Outro sinal de MFP evidente são blastos no esfregaço de sangue.

Policitemia vera

O primeiro e principal critério para PV é o alto nível de hemoglobina, hematócritos ou massa de hemácias. O profissional de saúde pode solicitar um novo exame de sangue para verificar se o alto nível persiste.

- A hemoglobina é uma proteína nas hemácias. A hemoglobina está alta quando for superior a 16,5 g/dL em homens e 16,0 g/dL em mulheres.
- Os hematócritos são o percentual de hemácias no sangue. Os hematócritos estão altos quando superiores a 49% em homens e 48% em mulheres.
- A massa de hemácias é o volume de hemácias no sangue. É um exame de medicina nuclear e não costuma ser usado para diagnosticar NMPs. A massa de hemácias estará alta quanto for 25% maior que o valor normal.

O segundo critério para PV é um alto número de células sanguíneas mieloides em comparação a células de gordura na medula óssea. Isso se chama hipercelularidade. As células sanguíneas mieloides incluem hemácias, plaquetas e granulócitos. Para ver mais informações sobre as células sanguíneas, leia o *capítulo 1: Aspectos básicos da NMP.*

O terceiro critério para PV é a mutação *JAK2*, mas esta não é necessária para diagnóstico. Quase todas as pessoas com PV têm alguma mutação de *JAK2* V617F. As poucas pessoas sem essa mutação geralmente possuem uma mutação éxon 12*JAK2*.

Se não for encontrada nenhuma mutação *JAK2,* a PV é diagnosticada se o primeiro dos dois principais critérios for atendido, e você tiver baixos níveis de EPO (o critério secundário).

Trombocitopenia essencial

O primeiro e principal critério para TE é uma alta contagem de plaquetas. Uma alta contagem de plaquetas é de 450 × 10^9/L ou superior.

O segundo critério é um alto número de megacariócitos anômalos na medula óssea. Megacariócitos na TE são maiores do que o normal. Seu núcleo, o cérebro da célula, tem mais divisões (lobos) que o normal.

A TE pode ser diagnosticada somente depois que outros cânceres foram excluídos. O terceiro critério requer que outros tipos de NMP, SMD e outras neoplasias mieloides sejam descartadas.

O quarto critério é ter mutação *JAK2, CALR* ou *MPL*, mas esta não é necessária para diagnóstico. Uma mutação *JAK2* é a mais comum, e uma mutação *CALR* é a segunda mais comum. Cerca de 1 de 10 pessoas com TE não tem nenhuma dessas três mutações. Nesses casos, a NMP é descrita como tripla negativa.

Quando o quarto critério não for atendido, a TE pode ser diagnosticada com base no critério secundário. Esses critérios incluem outros marcadores genéticos ou nenhum causa subjacente da alta contagem de plaquetas. Outras causas de altas contagens de plaquetas incluem baixo nível de ferro, inflamação crônica e efeitos de medicamentos.

Conheça sua NMP

- ✓ Qual é o subtipo?
- ✓ Quais são as mutações, se houver alguma?
- ✓ Que tratamentos você faz?

É importante contar a qualquer médico que trate você sobre a NMP e o tratamento. Caso contrário, você pode receber um tratamento que pode ser nocivo.

“Meu amigo, um enfermeiro, recomendou que eu procurasse uma segunda opinião para meu diagnóstico de TE. Ele foi comigo e, no fim, perguntou: ‘Qual é o prognóstico?’ O médico respondeu, ‘Sei que você pedala e se mantém em forma. Mais do que provavelmente, se seguir as recomendações do hematologista, você viverá 20 anos, exceto se for atropelado por um ônibus’. Isso foi há 12 anos e ainda pedalo. Tenho quase 79 anos.”

Desafios para o diagnóstico

Fazer o diagnóstico de NMP pode ser difícil. Alguns dos desafios para o diagnóstico são os seguintes:

- Sinais e sintomas de NMPs também podem ter outras causas. Outras causas precisam ser descartadas.
- As NMPs clássicas podem ter resultados de exame muito semelhantes. A MFP inicial pode parecer com TE porque pode haver pouco tecido cicatricial na medula óssea.
- Sangramento recente pode alterar os resultados dos exames e ocultar o diagnóstico correto.
- Sintomas e resultados de exames diferem entre as fases inicial, média e tardia de uma NMP. Os profissionais de saúde precisam saber como cada NMP se parece à medida que progride.

O patologista identificará o subtipo de NMP quando possível. Embora seja raro, às vezes o subtipo de NMP não fique claro. Esses cânceres são chamados de NMP, sem outra especificação (SOE).

Por que sinto tanto cansaço?

Os sintomas causados pelas NMPs podem também ser causados por outras condições. A sobreposição pode tornar desafiador o diagnóstico de NMP. A fadiga, por exemplo. A fadiga é o sintoma mais comum das NMPs. A fadiga também é causada por alguns medicamentos, por muitas doenças e por saúde mental comprometida ou condicionamento físico deficiente.

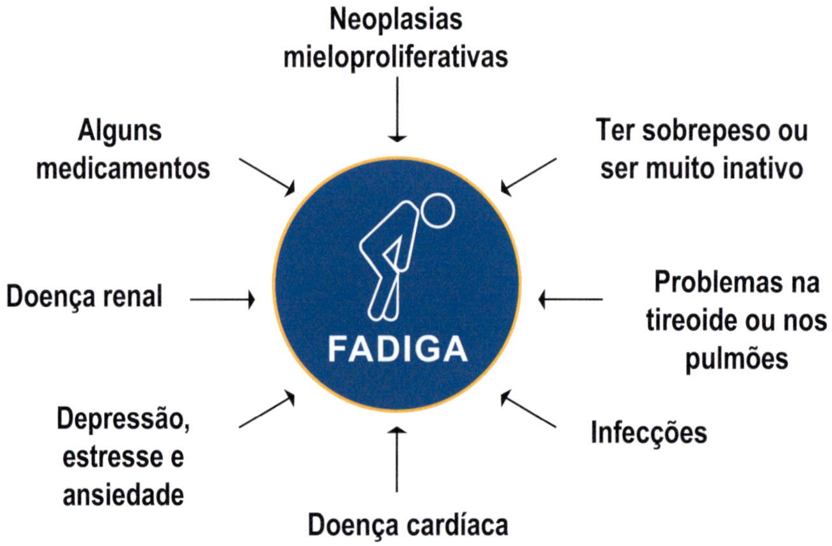

Pontos importantes

- Se houver suspeita de neoplasia mieloproliferativa (NMP), um grupo de exames é necessário para o diagnóstico. Os exames não são muito diferentes entre os tipos de NMP.
- Esteja preparado para falar à equipe de assistência sobre seus problemas de saúde e tratamento pelos quais passou na vida.
- O profissional de saúde examinará seu corpo em busca de sinais de doença. O exame incluirá tocar partes do seu corpo para verificar se algo parece estar anormal.
- Você também precisará fornecer amostras de sangue, medula óssea ou de ambos. As amostras de sangue e de medula óssea serão enviadas ao laboratório para serem testadas em busca de sinais de NMPs e de outras doenças.
- Apesar dos critérios para diagnosticar os tipos de NMP, o diagnóstico pode ser desafiador. A maioria das NMPs tem um marcador genético. Esses marcadores incluem as mutações *JAK2*, *CALR* e *MPL*.

“Sou grato à ciência e à pesquisa contínua que transformou alguns tipos de cânceres em doenças crônicas, não sentenças de morte. Sou grato por ter um bom médico e tratamentos que funcionam para mim. De certo modo, meu câncer se revelou algo de sorte, porque me inspirou a viver de modo mais saudável e mais consciente.”

3 Sintomas e pesquisas

Os sintomas das neoplasias mieloproliferativas (NMPs) podem ter um grande impacto na vida. Em geral, uma breve pesquisa é utilizada para verificar os sintomas. Este capítulo explica os sintomas que você pode ter com uma NMP.

Sintomas de NMP

Um dos sintomas é uma alteração física ou mental que pode ser relacionada à doença. A maioria das pessoas com neoplasias mieloproliferativas (NMPs) tem sintomas relacionados ao câncer. A carga dos sintomas costuma ser grave mesmo em pessoas com policitemia vera (PV) ou trombocitopenia essencial (TE).

As NMPs podem causar uma ampla gama de sintomas. Em geral, são três tipos de sintomas para os quais a equipe de assistência planejará o tratamento:

- Sintomas microvasculares
- Sintomas de baço aumentado
- Sintomas constitucionais

Esses sintomas são descritos a seguir. Para ver informações sobre o tratamento de sintomas, leia o *capítulo 6: Terapia de apoio.*

Sintomas microvasculares

Os sintomas microvasculares são causados pelo fluxo sanguíneo lento em vasos sanguíneos pequenos chamado de capilares.

Sintomas de PV

A PV reduz o fluxo sanguíneo devido ao alto número de hemácias. Isso pode causar cefaleias e visão turva. Também causa uma condição chamada de eritromelalgia. A eritromelalgia inclui dor de queimação na pele, pele avermelhada e pele quente.

Sintomas de TE

Na TE, o alto número de plaquetas pode causar cefaleias, problemas de visão, tontura, zumbido estridente nos ouvidos (zumbido) e dormência e formigamento nos membros (parestesia). Outros sintomas microvasculares incluem baixa concentração, problemas de sono e problemas sexuais.

Sintomas de baço aumentado

Entre as pessoas com NMPs, a medula óssea pode se tornar incapaz de produzir células sanguíneas saudáveis suficientes. Quando a medula óssea produz muito poucas células sanguíneas, outras partes do corpo podem começar a produzir as células.

O baço, um órgão pequeno que fica à esquerda do estômago, é uma reserva muito comum para a medula óssea para a produção de células sanguíneas.

Quando o baço abastece o corpo com células sanguíneas, ele fica maior. Um baço aumentado é chamado de esplenomegalia.

O profissional de saúde poderá sentir o baço aumentado durante um exame.

Um baço aumentado causa sintomas porque ele pressiona outras partes do corpo. O órgão pode preencher parcialmente o espaço em que está o estômago. Por sua vez, você se sentirá saciado mais rapidamente ao comer (precocemente saciado).

O baço pode pressionar o diafragma, o que impede a expansão total dos pulmões. Por sua vez, você pode sentir falta de ar ou tosse.

O baço aumentado também causa desconforto ou dor se pressionar um nervo. Muitas pessoas se tornam menos ativas devido a esses sintomas.

Sintomas constitucionais

Sintomas constitucionais são o resultado de um quadro clínico que afeta todo o corpo. Os sintomas são muito gerais e podem ser causados por mais de um fator.

Nas NMPs, os especialistas acreditam que os sintomas constitucionais sejam relacionados aos altos níveis de proteínas pequenas chamadas citocinas. As citocinas desencadeiam a inflamação, uma reação defensiva, no corpo.

A fadiga é um dos sintomas constitucionais mais comuns nas NMPs. A fadiga relacionada ao câncer é um cansaço contínuo e inquietante que limita a capacidade da pessoa de fazer as atividades diárias. É um grande contribuinte para a pouca qualidade de vida entre pessoas que vivem com uma NMP.

Você pode perder sangue e ter febres porque uma NMP pode causar a rápida decomposição de peso e músculos. O aumento da temperatura do corpo pode desencadear suor em excesso chamado de sudorese noturna.

A dor nos ossos nos membros pode ser consequência da produção rápida de células sanguíneas, o que causa inflamação no revestimento dos ossos. Outro sintoma comum relacionado à citocina é a coceira na pele (prurido). A coceira na pele é desencadeada pela água, então, pode interferir na higiene corporal.

“O impacto das NMPs pode ser bastante amplo. Há mais nesse quadro clínico que o risco de trombose. Os sintomas constitucionais ou secundários podem ser mais problemáticos e merecem atenção.”

Avaliando os sintomas com pesquisas

Pesquisas costumam ser usadas na investigação para avaliar sintomas. As pesquisas usadas para investigação também podem ser utilizadas na prática clínica. Para as NMPs, há vários motivos para avaliar a sintomatologia:

- Os sintomas costumam reduzir a qualidade de vida
- Os sintomas podem se relacionar aos resultados de uma NMP
- Monitorar os sintomas mostrará se o tratamento deu alívio

O NMP-10

A pontuação de sintomatologia total do formulário de avaliação dos sintomas de NMP (PST FAS NMP) é uma pesquisa comumente usada. Também é simplesmente chamado NMP-10 porque é composto de 10 perguntas. **Consulte o Guia 2** para ver uma lista dos 10 sintomas procurados pela pesquisa.

Os 10 sintomas no NMP-10 são os mais importantes e comuns. Cada sintoma é classificado em uma escala de zero a 10. Pontuações maiores indicam sintomas piores. Uma versão on-line da pesquisa está disponível em thehematologist.org/mpn-total-symptom-score.

Guia 2
Os 10 principais sintomas de neoplasias mieloproliferativas

Sintoma	Termo médico
Cansaço contínuo e extremo	Fadiga
Sentir-se rapidamente saciado ao comer	Saciedade precoce
Dor na área abdominal	Dor abdominal
Inatividade	Sedentarismo
Incapacidade de se concentrar por um período prolongado	Baixa concentração
Sudorese noturna	Hiperidrose do sono
Coceira na pele	Prurido
Dor nos ossos	Osteodinia
Febres	Pirexia
Perda de peso	Caquexia

Pontos importantes

- A maioria das pessoas com neoplasias mieloproliferativas (NMPs) tem sintomas relacionados ao câncer.
- Os sintomas microvasculares são causados pelo fluxo sanguíneo lento nos capilares. Exemplos desses sintomas são cefaleias, tontura e formigamento nos membros.
- O baço fica maior quando começa a produzir células sanguíneas. Um baço aumentado pode levar você a se sentir rapidamente saciado ao comer. Também pode causar dor abdominal ou desconforto, tosse e falta de ar.
- Os sintomas constitucionais são relacionados aos altos níveis de citocinas. Exemplos desses sintomas incluem fadiga, perda de peso e febre.
- O NMP-10 é uma pesquisa curta sobre os sintomas de NMP usado na prática clínica para identificar e monitorar os sintomas ao longo do tempo.

“Vivo um dia de cada vez. Às vezes, a fadiga é maior do que em outros. Você precisa perseverar.”

4

Coagulação na PV e na TE

Na policitemia vera (PV) e na trombocitopenia essencial (TE), é importante evitar a formação de coágulos sanguíneos. Coágulos sanguíneos não examinados são a principal causa de óbito. Este capítulo explica como evitar os coágulos sanguíneos.

O que é um coágulo sanguíneo?

Um coágulo sanguíneo é um aglomerado de sangue semelhante a um gel. Em geral, os coágulos sanguíneos se desenvolvem para interromper o sangramento e, então, se dissolvem quando a sangramento acaba.

Às vezes, é possível que um coágulo sanguíneo se forme dentro de um vaso sanguíneo quando não houver sangramento. Esse tipo de coágulo é chamado de trombo (ou trombos, se houver mais de um). Um trombo que se solta da parede vascular e se desloca na corrente sanguínea é chamado de êmbolo.

Para nossa finalidade, vamos nos referir a trombos (ou trombose) como coágulos sanguíneos pelo restante deste capítulo.

Pessoas com policitemia vera (PV) e trombocitopenia essencial (TE) estão propensas a ter coágulos sanguíneos. Ambos desaceleram o fluxo sanguíneo devido ao aumento das células sanguíneas e à adesão das células sanguíneas extras. Células sanguíneas adesivas e que se movem lentamente estão propensas a formar coágulos sanguíneos.

Coágulos sanguíneos são a complicação mais frequente, às vezes com risco de vida, de PV e TE. À medida que os coágulos sanguíneos pioram, eles podem bloquear o fluxo sanguíneo (trombose) o suficiente para causar sintomas. O fluxo sanguíneo bloqueado pode causar lesões ou falhas nos órgãos, incluindo ataque cardíaco ou acidente vascular.

Coágulo sanguíneo na perna

Pessoas com NMPs estão sob risco de coágulos sanguíneos. Essa imagem mostra um coágulo sanguíneo se formando em uma veia da perna. A trombose venosa profunda é o tipo mais comum de coágulo sanguíneo. Se não for tratado, o coágulo pode se soltar e ficar preso em uma artéria em um pulmão. Isso é chamado de embolia pulmonar. A embolia pulmonar pode ser letal.

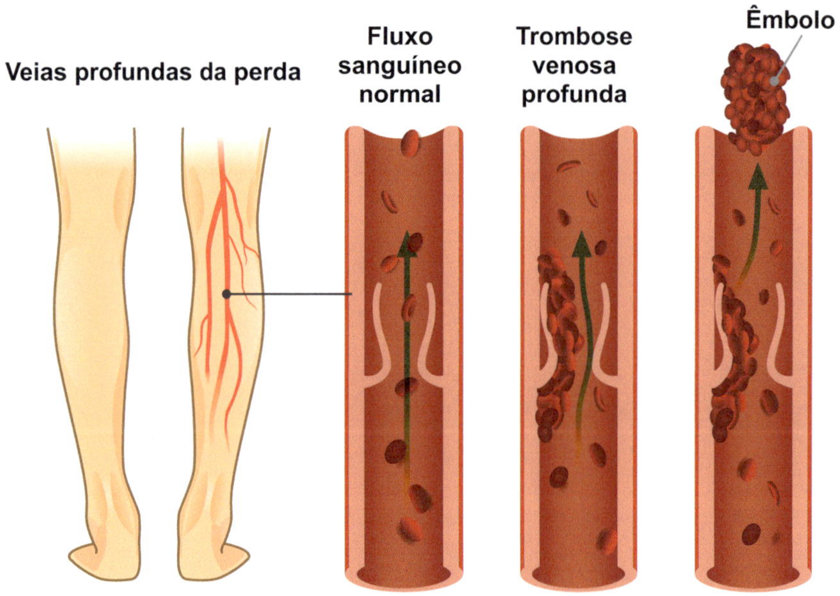

O tratamento preventivo reduz a chance de desenvolver coágulos sanguíneos. Com prevenção, muitas pessoas com PV ou TE vivem por muitos anos.

Calculando o risco de coágulos

O risco de coágulos sanguíneos não é o mesmo para todos vivendo com uma neoplasia mieloproliferativa (NMP). O profissional de saúde avaliará seu risco e planejará o tratamento com base no nível de risco. Esse processo é chamado de estratificação de risco.

Pessoas com PV são estratificadas em um de dois grupos: risco baixo e risco alto. O risco é baseado na idade e no histórico de coágulos sanguíneos.

Para TE, uma ferramenta chamada de Pontuação Prognóstica Internacional de Trombose (IPSET-trombose) é usada para estratificação de risco. As pessoas recebem a classificação de níveis "muito baixo", "baixo", "intermediário" ou "alto" risco com base na idade, coágulos sanguíneos anteriores e mutação de *JAK2* V617F.

Evitando a formação de coágulos sanguíneos

O plano para evitar coágulos é diferente entre as pessoas. Seu plano se baseará no tipo de NMP que você tem, seu risco de coágulos e se tem sintomas de uma NMP. Opções para o tratamento preventivo inicial baseadas no nível de risco são listadas no **Guia 3** para PV e no **Guia 4** para TE, e são descritas a seguir.

Controle dos fatores de risco cardiovasculares

Seu sistema cardiovascular é formado pelo coração, pelos vasos sanguíneos e pelo sangue.

Guia 3
Tratamentos preventivos iniciais para coágulos sanguíneos relacionados à policitemia vera

Nível de risco	Opções de prevenção
Baixo risco de coágulos sanguíneos Você tem menos de 60 anos de idade e nunca teve um coágulo sanguíneo.	• Controlar os fatores de risco cardiovasculares • Aspirina • Flebotomia

Alto risco de coágulos sanguíneos
Você tem 60 anos de idade ou mais e já teve um coágulo sanguíneo.
	• Controlar os fatores de risco cardiovasculares
	• Aspirina
	• Flebotomia
	• A terapia citorredutora para reduzir os valores no hemograma:
	  • Hidroxiureia (preferencial)
	  • Ropeginterferona alfa-2b-njft (preferencial)
	  • Alfapeginterferona 2a
	  • Ruxolitinibe, às vezes, é útil

Os fatores de risco cardiovascular são elementos que possivelmente causarão danos a esse sistema. Ter um fator de risco cardiovascular pode aumentar suas chances de ter um coágulo sanguíneo.

O profissional de saúde avaliará e ajudará você a controlar os riscos cardiovasculares que podem ser alterados:

- Fumar
- Sobrepeso e obesidade
- Pouco exercício
- Pressão arterial alta (hipertensão)
- Glicose alta no sangue (diabetes mellitus)

Aspirina

Tomar uma aspirina infantil todos os dias reduz o risco de coágulos sanguíneos. Isso evita coágulos ao tornar as plaquetas menos adesivas. Ela pode reduzir os sintomas microvasculares na TE.

Especialistas da NCCN recomendam de 80 a 100 miligramas de aspirina todos os dias para a maioria das pessoas com PV ou TE. Se ainda tiver sintomas, você pode tomar um comprimido de aspirina duas vezes ao dia.

Guia 4
Tratamentos preventivos iniciais para coágulos sanguíneos relacionados à trombocitopenia essencial

Nível de risco	Opções de prevenção
Risco muito baixo de coágulos sanguíneos Você tem 60 anos de idade ou menos, nunca teve um coágulo sanguíneo e não tem mutação *JAK2*.	• Controlar os fatores de risco cardiovasculares • Aspirina se tiver sintomas microvasculares
Baixo risco de coágulos sanguíneos Você tem 60 anos de idade ou menos e nunca teve um coágulo sanguíneo. Você tem uma mutação *JAK2*.	• Controlar os fatores de risco cardiovasculares • Aspirina
Risco intermediário de coágulos sanguíneos Você tem pelo menos 61 anos de idade. Você nunca teve um coágulo sanguíneo e não tem mutação *JAK2*.	• Controlar os fatores de risco cardiovasculares • Aspirina

Alto risco de coágulos sanguíneos
Você tem pelo menos 61 anos de idade, teve um coágulo sanguíneo e tem uma mutação *JAK2*.
	• Controlar os fatores de risco cardiovasculares
	• Aspirina
	• A terapia citorredutora para reduzir os valores no hemograma:
	  • Hidroxiureia (preferencial)
	  • Alfapeginterferona 2a
	  • Anagrelida

A aspirina evita a formação de coágulos sanguíneos entre pessoas com baixo ou alto risco de PV. Ela também funciona bem entre pessoas com TE, mas nem todos com TE precisam dela.

A aspirina pode fazer mais mal do que bem a pessoas com risco muito baixo de TE, principalmente naqueles com doença de von Willebrand adquirida (DVWa).

Para algumas pessoas, o sangramento é um efeito colateral da aspirina. Pessoas com DVWa estão propensas a sofrer sangramento porque o sangue delas não forma coágulos como deveria.

Maiores doses devem ser evitadas pela maioria das pessoas. Altas doses aumentam a chance de sangramento em seu intestino. As contagens sanguíneas no hemograma podem precisar ser baixadas antes de começar o uso de aspirina. Hemogramas com valores altos aumentam o risco de sangramento.

Flebotomia

Os hematócritos são uma medida das hemácias em comparação ao valor total do sangue. Embora a aspirina funcione bem para PV, o principal modo de prevenir coágulos sanguíneos é pela redução os hematócritos.

No diagnóstico, os hematócritos costumam estar acima de 55 por cento (55%). Os hematócritos devem estar abaixo de 45% para a maioria das pessoas. Algumas pessoas precisam de uma meta inferior a 42%.

A flebotomia é a estratégia principal para reduzir os hematócritos. É um procedimento que remove uma pequena quantidade de sangue com uma agulha, como ao doar sangue.

A flebotomia funciona ao remover hemácias transportando ferro do sangue. Com menos ferro no corpo, a medula óssea produz menos hemácias. Se estiver recebendo uma terapia por flebotomia, não tome suplementos de ferro exceto se forem prescritos pela equipe de assistência.

O fumo bloqueia a ação da aspirina. Se você fumar, precisará parar para que a aspirina funcione. Peça ao seu profissional de saúde aconselhamento e medicamento para ajudar a parar de fumar.

Os coágulos sanguíneos não são tão prováveis se a corrente sanguínea estiver menos congestionada com hemácias. Depois da flebotomia, você pode obter alívio rápido dos sintomas de NMP: cefaleia, coceira e visão turva.

O profissional de saúde avaliará com que frequência você precisa de flebotomia. Algumas pessoas precisam dessa intervenção a cada duas semanas. Se os hematócritos estiveram altos, você pode precisar dessa intervenção uma ou duas vezes por semana. Assim que os hematócritos e os sintomas de NMP estiverem sob controle, o tempo entre as flebotomias pode ser estendido.

Terapia citorredutora

Pessoas que tenham alta propensão a desenvolver coágulos sanguíneos podem tomar medicamentos que diminuam os valores no hemograma. Essas terapias citorredutoras algumas vezes também são administradas para aliviar os sintomas quando os coágulos sanguíneos não são prováveis.

Algumas terapias citorredutoras são preferidas pelos especialistas da NCCN.

Terapias preferenciais funcionam melhor, são mais seguras ou custam menos que outras opções, ou há melhor pesquisa sustentando seu uso.

Hidroxiureia

A hidroxiureia (Hydrea) tem sido uma terapia citorredutora padrão há muito tempo. É um tratamento inicial preferencial em PV e TE de alto risco. Para muitas pessoas, ela baixa os valores no hemograma e evita a formação de coágulos sanguíneos por anos.

A hidroxiureia funciona para interromper a formação de novas células. Ela é feita sob a forma de cápsula, que você pode tomar em casa. É administrada em doses baixas, então, muitas pessoas conseguem tolerar seus efeitos colaterais.

A hidroxiureia pode causar valores abaixo do normal no hemograma, fadiga, mudanças na pele, diarreia, constipação e câncer de pele.

Interferona alfa

A interferona alfa existe naturalmente em seu corpo e ajuda a combater infecções. Ele também pode ser criado em laboratório como tratamento. A interferona restringe a formação de células sanguíneas na medula óssea.

Os dois tipos de interferona usados para tratar NMPs são:

- A interferona peguilada, usualmente chamado peginterferona (PEGASYS), é uma opção de tratamento para PV e TE de alto risco. Às vezes, ele é administrado em pessoas mais jovens, grávidas ou que atrasam o uso de medicamentos semelhantes como hidroxiureia.
- Ropeginterferona alfa-2b-njft (BESREMi) é uma opção de tratamento preferencial para PV de alto riso.

Você pode tomar interferona em casa. Ele é injetado sob a pele a cada duas semanas. Com o tempo, pode ser necessário com menos frequência.

A interferona pode causar uma enfermidade semelhante à gripe, dor nas articulações, fadiga, coceira, inchaço da garganta, dor musculoesquelética e depressão.

Anagrelida

A anagrelida (Agrylin) é um medicamento antiplaquetário para TE de alto risco. Ela reduz o número de plaquetas que seu corpo produz. A anagrelida é uma cápsula tomada duas vezes ao dia. Ela pode causar cefaleias, problemas digestivos, anemia e palpitações cardíacas.

Ruxolitinibe

O ruxolitinibe costuma ser útil para PV de alto risco. É um medicamento chamado de inibidor de JAK. Leia mais sobre o ruxolitinibe no *capítulo 5: Mielofibrose*.

“

Descobri em 2018, no meu exame físico anual, que minha contagem de plaquetas estava elevada e isso levou ao diagnóstico de TE com mutação genética JAK2. Não tenho sintomas e meu único tratamento são duas aspirinas de baixa dose por dia. Não acredito que isso precise ser chamado de câncer do sangue. Eu falo para as pessoas que tenho um transtorno sanguíneo para ser menos assustador.”

Prevenção de coágulos durante a gravidez

Considere encontrar um obstetra que seja especialista em gravidez de alto risco antes de engravidar. Esse médico pode avaliar e controlar os riscos de saúde durante a gravidez.

A gravidez é de alto risco se você teve coágulo sanguíneo, sangramento devido a PV e TE, ou problemas relacionados em gravidez anterior.

Os tratamentos durante a gravidez de risco padrão incluem:

- Tomar uma aspirina de uso pediátrico todos os dias até o bebê nascer.
- Depois do parto, muitas pessoas tomam heparina de baixo peso molecular (HBPM) por seis semanas.
- A aspirina pode ser reiniciada assim que a HBPM for finalizada.

Os tratamentos durante a gravidez de alto risco incluem:

- Depois de um exame positivo de gravidez, tomar um comprimido de aspirina todos os dias.
- Muitas pessoas tomam HBPM durante a gravidez e por seis semanas após o parto.
- Se o hemograma tiver valores altos, eles podem ser diminuídos com o uso de interferona.

Os tratamentos durante a gravidez para todas as mulheres incluem:

- A hidroxiureia não pode ser tomada enquanto tenta engravidar, durante a gravidez ou enquanto amamenta. A hidroxiureia pode ser nociva ao seu bebê.
- Você pode tomar alfapeginterferona 2a para baixar os altos valores do hemograma, mas pesquisas sobre seu uso durante a gravidez são necessárias.

Se precisar de um anticoagulante (comumente chamado de afinador do sangue) enquanto amamenta, os mais seguros são heparina não fracionada, HBPM, varfarina e fondaparinux. Anticoagulante oral direto deve ser evitado.

Se tiver PV, a meta de hematócritos se baseia no trimestre. Os hematócritos devem estar abaixo de 41 por cento (41%) no primeiro trimestre, abaixo de 38% no segundo trimestre e abaixo de 39% durante o terceiro trimestre.

“Receber as notícias e o diagnóstico de TE com mutação JAK2+ não seria o fim da minha história. Na verdade, foi a melhor parte da minha história. Foi o mais desafiador, ainda louvando a Deus nos piores e melhores momentos, casando-se com meu marido, me preparando para uma família com FIV e uma barriga de aluguel, encontrando novas pessoas devido ao diagnóstico e lutando para um dia encontrar a cura. Tenho muito orgulho de mim mesma!”

Coágulos sanguíneos e cirurgia

A cirurgia aumenta a chance de coágulos sanguíneos e sangramento. O cirurgião pode entrar em contato com a equipe de NMP para obter seu histórico de saúde.

O cirurgião precisa saber sobre quaisquer coágulos sanguíneos, sangramento e suas medicações.

Antes da cirurgia, seu hemograma deve estar próximo do normal para evitar a formação de coágulos sanguíneos e sangramento.

- Você pode ser posto sob o uso de anticoagulante e de terapia citorredutora antes da cirurgia.
- Pessoas com PV podem precisar de mais flebotomias para ficar abaixo de 45% por três meses antes da cirurgia.
- Se a cirurgia tiver alto risco de tromboembolismo venoso, você pode receber heparina de baixo peso molecular.

Antes da cirurgia, você precisará interromper o uso desses medicamentos. A aspirina é suspensa uma semana antes da cirurgia.

Você pode ficar na terapia citorredutora até a cirurgia, exceto se o cirurgião lhe disser para parar. O tempo para parar um anticoagulante depende de quanto tempo ela fica no seu corpo.

Depois da cirurgia, você será monitorado para coágulos sanguíneos e sangramento. Você pode reiniciar seus medicamentos se o risco de sangramento for baixo. A aspirina costuma ser reiniciada 24 horas depois da cirurgia.

Check-ups de PV e TE

Depois de iniciar o tratamento preventivo, você precisará encontrar sua equipe de assistência com frequência. A equipe avaliará se a NMP está causando problemas de saúde e se está progredindo. A equipe também vai avaliar os resultados do tratamento.

Consultas com a equipe de assistência

Durante as consultas, você será perguntado sobre sintomas novos ou sua piora e novos diagnósticos. Você pode receber uma pesquisa de sintomas chamada NMP-10 para responder. Para ver informações sobre o tratamento de sintomas, leia o *capítulo 6: Terapia de apoio.*

Se tiver PV, o profissional de saúde vai querer saber por quantas flebotomias você passou desde a última consulta.

O profissional de saúde fará um exame físico do seu corpo. O tamanho do seu baço e do fígado será verificado. O profissional de saúde procurará sinais de coágulos sanguíneos e sangramento.

Exames de sangue também podem ser necessários. O profissional de saúde monitorará seu hemograma e outros valores do sangue. Exames de função hepática e renal também serão solicitados. Agora e sempre, um esfregaço de sangue periférico será feito. Pode ser necessária aspiração e biópsia da medula óssea para descartar a progressão da mielofibrose.

Mudando o tratamento preventivo

Não haverá mudanças no tratamento se houver grande melhoria dos sintomas. Pequenas melhorias ou nenhum alívio dos sintomas, ou piora dos sintomas, podem levar a uma mudança. Consulte o **Guia 5** para ver uma lista completa de eventos que sinalizam quando podem ser necessárias mudanças no tratamento.

Se forem necessárias mudanças no tratamento preventivo, um ensaio clínico pode ser uma opção. Um ensaio clínico é um tipo de estudo de pesquisa médica. Leia mais sobre ensaios clínicos no *capítulo 5: Mielofibrose*.

Se ainda não recebeu, a terapia citorredutora pode ser a próxima etapa no tratamento. Ela pode ser iniciada se você agora você tiver doença de alto risco, sintomas ou sangramento anormal.

Guia 5
Eventos que indicam que pode ser a hora de mudar o tratamento preventivo

Evento	Policitemia vera	Trombocitopenia essencial
Coágulo sanguíneo	●	●
Doença de von Willebrand adquirida		●
Hemorragia de grande porte	●	●
Baço aumentado	●	●
Hemograma com valores altos ou aumentando	●	●
Novos sintomas	●	●
Sintomas microvasculares contínuos apesar de tomar aspirina		●
Mais flebotomias são necessárias para manter baixos os valores do hemograma ou as flebotomias estão causando problemas	●	
A terapia citorredutora não está diminuindo os valores do hemograma ou está causando problemas	●	●
Fibrose na medula óssea	●	●
Células blásticas na corrente sanguínea	●	●

Às vezes, o tratamento citorredutor funciona inicialmente, depois, não mais. Às vezes, não funciona o suficiente ou nem um pouco. Nesses casos, alterar para uma opção de tratamento listado no **Guia 6** se faz necessário.

"Estou no meu 10.º ano após o diagnóstico de PV e somente no último mês, mais ou menos, mudei meu esquema diário de hidroxiureia 500 mg para duas vezes ao dia. Tenho a sorte de ser amplamente assintomático, embora a hidroxiureia cause problemas na pele! Aprenda tudo que puder sobre NMPs, seja insistente nas perguntas e fique confortável com seu oncologista."

Guia 6
Próximas opções depois dos tratamentos preventivos iniciais para coágulos sanguíneos

	Policitemia vera	Trombocitopenia essencial
Iniciar a terapia citorredutora se nunca foi feita	• Ensaio clínico (preferencial) • Ropeginterferona alfa-2b-njft (preferencial) • Hidroxiureia • Alfapeginterferona 2a	• Hidroxiureia (preferencial) • Alfapeginterferona 2a • Anagrelida
Interromper a terapia citorredutora atual e iniciar um novo tratamento	• Ensaio clínico (preferencial) • Ruxolitinibe (preferencial) quando a hidroxiureia for suspensa • Ropeginterferona alfa-2b-njft, hidroxiureia, peginterferona alfa-2a, se ainda não tomados	• Ensaio clínico (preferencial) • Hidroxiureia (preferencial) se não tomada anteriormente • Peginterferona alfa-2a ou anagrelida se não tomada anteriormente • Ruxolitinibe, às vezes, é útil • Remoção de plaquetas do sangue (plaquetaferese) em emergências
Novo planejamento terapêutico se a NMP se transformou em mielofibrose	Leia o capítulo 5 para ver as opções	Leia o capítulo 5 para ver as opções

Progressão da PV e da TE

A PV e a TE podem progredir para mielofibrose. A progressão acontece em cerca de 1 a cada 10 pessoas com PV e TE. Não se sabe por que esses NMPs progridem. Os pesquisadores estão estudando o papel da inflamação e de genes anômalos.

O risco de progressão aumenta de acordo com o tempo que você tem PV e TE. É raro para essas NMPs progredirem direto para a fase blástica da mielofibrose, que é a leucemia mieloide aguda (LMA). Se a PV e a TE progredirem, elas costumam progredir para a mielofibrose de fase crônica e então para as fases avançadas.

Assim que a progressão tem início, ela pode desacelerar e ocorrer por muitos anos. Um sinal inicial da progressão é o declínio estável na necessidade de tratamento para reduzir os valores no hemograma. O profissional de saúde pode reduzir ou interromper o tratamento para ver se os valores do hemograma param de cair. Se não caírem, você pode ter mielofibrose. O tratamento de mielofibrose é discutido no capítulo 5.

Pontos importantes

- Pessoas com policitemia vera (PV) e trombocitopenia essencial (TE) estão propensas a ter coágulos sanguíneos. Com o tratamento preventivo, a maioria das pessoas vive por muitos anos.
- O tratamento preventivo se baseia no risco de formação de coágulos sanguíneos. Ter vasos cardíacos e sanguíneos saudáveis é a meta para todos. A aspirina também costuma ser usada para evitar coágulos.
- Para PV, a flebotomia é feita para reduzir os hematócritos. Para PV/TE de alto risco, o tratamento citorredutor pode ser uma opção para reduzir os valores no hemograma.
- Seu tratamento pode mudar se você engravidar, e pode mudar novamente após o parto. Seu tratamento também pode mudar se você precisar de cirurgia, porque isso aumenta o risco de coágulos e de sangramento.
- Você precisará encontrar sua equipe de assistência com frequência. Durante as consultas, o status do câncer e os resultados do tratamento preventivo serão verificados.
- Se houver piora na PV ou TE, seu tratamento poderá ser mudado. O próximo tratamento dependerá do atual nível de risco de coágulos, seu tratamento anterior e se há progressão para mielofibrose.

“Conhecimento é poder. Não sossegue se as suas perguntas e preocupações não forem respondidas adequadamente. Há muitos especialistas em NMP qualificados no país que podem dar alívio, conforto e melhor qualidade de vida. Defenda a si mesmo e as suas necessidades.”

5
Mielofibrose

A mielofibrose é quase oculta em algumas pessoas, mas, em outros, progride rapidamente. Seu tratamento é discutido neste capítulo, incluindo os modos mais recentes de tratar mielofibrose com anemia.

Tipos de mielofibrose

A mielofibrose é um câncer do sangue que causa formação de tecido cicatricial da medula óssea, chamada de fibrose. Ela pode ocorrer em pessoas com ou sem histórico de neoplasia mieloproliferativa (NMP).

Se a mielofibrose for a primeira NMP na pessoa, ela é chamada **mielofibrose primária (MFP).** Também pode acontecer quando a policitemia vera (PV) ou a trombocitopenia essencial (TE) progridem. Nesses casos, é chamada de mielofibrose secundária ou **pós-PV** e **mielofibrose pós-TE.**

A mielofibrose varia muito entre as pessoas. Ela difere em termos de curso, velocidade de progressão e sintomas.

O tratamento é parcialmente baseado na agressividade prevista da mielofibrose. A mielofibrose pode progredir lentamente em muitas pessoas. Pode ficar estável por muitos anos.

Para outros, a NMP é mais ativa. A primeira etapa do planejamento terapêutico é avaliar o prognóstico.

Prevendo o prognóstico

O prognóstico é o curso e o desfecho prováveis da mielofibrose que você tem. Os especialistas e a equipe de assistência usam sistemas de pontuação de estratificação de risco para avaliar o prognóstico.

Sistemas de pontuação

Para a MFP, os especialistas da NCN preferem as versões SPPIMM-70 e SPPIMM-70 Plus 2.0. Esses sistemas de pontuação são para pessoas com até 70 anos de idade e exigem ampla testagem molecular. Outros sistemas de pontuação para pessoas de qualquer idade são SPPID e SPPID-Plus.

O sistema de estratificação de risco usado para pós-PV e mielofibrose pós-PV é o MSEC-MP.

O risco se baseia nas suas informações médicas. Pontos são atribuídos a cada resposta que traz um risco de desfechos insatisfatórios. Com base no número total de pontos, um nível de risco é estabelecido para a pessoa.

Pergunte ao profissional de saúde seu nível de risco e qual sistema foi usado para calculá-lo. Os níveis de risco para cada sistema são listados na próxima página, no **Guia 7.**

Grupos de risco da NCCN

Os especialistas da NCCN dividem os pontos totais em dois grupos de risco, maio e menor, para planejar o tratamento.

Na próxima seção, o tratamento para mielofibrose sem anemia, de menor e maior risco, será discutido. No entanto, a maioria das pessoas com mielofibrose tem anemia. Se for o seu caso, leia a seção neste capítulo intitulada *Tratando a mielofibrose com anemia.*

> **Sua jornada é exclusivamente sua. Permita que ela se revele sem tentar prever os resultados.”**

Guia 7
Sistemas de risco para avaliar o prognóstico da mielofibrose

Sistema	Nível de risco do sistema	Níveis de risco da NCCN
SPPIMM-70	• Risco baixo é uma pontuação de 0 ou 1 • Risco intermediário é uma pontuação de 2, 3 ou 4 • Risco alto é uma pontuação de 5 ou mais	• Menor risco é uma pontuação de 3 ou menos • Maior risco é uma pontuação de 4 ou mais
SPPIMM-plus versão 2.0	• Risco muito baixo é uma pontuação de 0 • Risco baixo é uma pontuação de 1 ou 2 • Risco intermediário é uma pontuação de 3 ou 4 • Risco alto é uma pontuação de 5, 6, 7 ou 8 • Risco muito alto é uma pontuação de 9 ou mais	• Menor risco é uma pontuação de 3 ou menos • Maior risco é uma pontuação de 4 ou mais
SPPID	• Risco baixo é uma pontuação de 0 • Risco intermediário 1 é uma pontuação de 1 ou 2 • Risco intermediário 2 é uma pontuação de 3 ou 4 • Risco alto é uma pontuação de 5 ou 6	• Menor risco é uma pontuação de 2 ou menos • Maior risco é uma pontuação de 3 ou mais
SPPID-PLUS	• Risco baixo é uma pontuação de 0 • Risco intermediário 1 é uma pontuação de 1 • Risco intermediário 2 é uma pontuação de 2 ou 3 • Risco alto é uma pontuação de 4 ou 5	• Menor risco é uma pontuação de 1 ou 0 • Maior risco é uma pontuação de 2 ou mais
MSEC-MP	• Risco baixo é uma pontuação de 11 ou menos • Risco intermediário 12 é uma pontuação de 1 ou 13 • Risco intermediário 2 é uma pontuação de 14 ou 15 • Risco alto é uma pontuação de 16 ou mais	• Menor risco é uma pontuação de 13 ou menos • Maior risco é uma pontuação de 14 ou mais

Tratando a mielofibrose sem anemia

Planejar o tratamento da mielofibrose se baseia em várias informações, não somente no prognóstico. Seus sintomas serão monitorados. O profissional de saúde avaliará o tamanho do seu baço durante os exames. A contagem de células sanguíneas e de blastos será monitorada.

Com base nessas informações, as metas do seu tratamento podem incluir:

- Aliviar os sintomas
- Melhorar o hemograma
- Evitar ou atrasar a progressão para mielofibrose avançada ou leucemia

As opções de tratamento para mielofibrose estão descritas nas próximas páginas e estão listadas no **Guia 8.**

Guia 8
Tratamento para mielofibrose sem anemia

Nível de risco	Status clínico	Opções de tratamento
Menor risco	Você não tem sintomas	• Observar e esperar • Ensaio clínico

Menor risco	Você tem sintomas	• Ensaio clínico
		• Às vezes, é útil receber:
		  • Ruxolitinibe
		  • Alfapeginterferona 2a
		  • Hidroxiureia, se baixar os valores do hemograma poderia aliviar os sintomas
		  • Pacritinibe, se as plaquetas forem inferiores a 50.000
		  • Momelotinibe

Maior risco	Seu número de plaquetas está no intervalo **baixo a alto** (50.000 ou maior)	• Transplante de células hematopoiéticas alogênicas para tentar curar a NMP ou • Ensaio clínico, ruxolitinibe, fedratinibe, momelotinibe, pacritinibe
Maior risco	Você tem um número **muito baixo** de plaquetas (abaixo de 50.000)	• Transplante de células hematopoiéticas alogênicas para tentar curar a NMP ou • Ensaio clínico, pacritinibe (esquema preferencial) ou momelotinibe

Ensaio clínico

Se disponível, recomenda-se um ensaio clínico. Um ensaio clínico é um tipo de estudo de pesquisa médica. Para ver mais informações sobre ensaios clínicos, leia a seção neste capítulo intitulada *Participando de ensaios clínicos*.

Observar e esperar

É provável que a mielofibrose de menor risco fique estável ou progrida lentamente. Pessoas com mielofibrose de menor risco, e que não está causando problemas, podem começar a "observar e esperar". Também chamada de observação ou conduta expectante, observar e esperar é um período de teste para avaliar as mudanças na mielofibrose. O tratamento pode ser iniciado se os sintomas aparecerem.

Terapia citorredutora

A terapia citorredutora é uma opção para mielofibrose de menor risco que esteja causando sintomas. As terapias usadas para mielofibrose são alfapeginterferona 2a ou hidroxiureia. Mais informações sobre essas terapias estão no *capítulo 4: Coagulação na PV e na TE*.

Inibidores de JAK

JAK é uma proteína celular que ajuda as células a crescerem. Ela é crucial para as células-tronco do sangue se tornarem células sanguíneas maduras. A JAK é superativa em pessoas com mielofibrose, com ou sem a presença de mutação *JAK*.

Os inibidores de JAK param a JAK e reduzem o número de novas células sanguíneas sendo produzidas. Por sua vez, eles reduzem o tamanho do baço e os sintomas centrais. Ruxolitinibe (Jakafi), fedratinibe (INREBIC), pacritinibe (Vonjo) e momelotinibe (Ojjaara) são inibidores de JAK.

Qual inibidor de JAK é recomendado?

Para **mielofibrose de menor risco**, ruxolitinibe tem sido usado para tratar sintomas, quando necessário. O pacritinibe é uma opção para quando os níveis de plaquetas estiveram muito baixos. O momelotinibe pode ser uma opção, mas mais pesquisa é necessária entre pessoas com mielofibrose de menor risco.

Para **mielofibrose de maior risco**, os especialistas da NCCN recomendam inibidores de JAK específicos com base nos níveis de plaqueta.

Ruxolitinibe, momelotinibe e fedratinibe são recomendados quando os níveis de plaquetas variam de baixo a alto. Estudos de pacritinibe nesse intervalo de plaquetas são necessários.

Quando os níveis de plaquetas estão muito baixos, os especialistas da NCCN preferem usar o pacritinibe para tratamento. O momelotinibe precisa ser mais estudado entre pessoas com níveis plaquetários muito baixos.

O que o tratamento envolve?

Os inibidores de JAK são um comprimido que você toma em casa. O profissional de saúde determinará quais medicamentos e dosagem são as certas para você e ajustará conforme necessário. Não suspenda o uso do medicamento a menos que o profissional de saúde oriente você a fazer isso.

TCH alogênicas

Uma célula-tronco hematopoiética é uma célula que se desenvolve em todos os tipos de células sanguíneas. Em mielofibrose, as células-tronco hematopoiéticas e a medula óssea estão doentes.

Um transplante de células hematopoiéticas (TCH) alogênicas usa as células do doador para formar medula óssea e células sanguíneas saudáveis em você. Ele aumenta a vida e pode curar a mielofibrose.

Um TCH alogênicas não é seguro para todos. É um tratamento intensivo, então, muitas pessoas não podem recebê-lo. Um especialista em transplantes avaliará se você pode receber um transplante. O especialista também avaliará as opções de doadores

Quando o TCH alogênicas é uma opção?

O TCH alogênicas é raramente usado para tratar mielofibrose de menor risco, mas pode ser uma opção se as plaquetas estiverem baixas ou as células de câncer tiverem citogenética complexa. Um cariótipo complexo é quando houver três ou mais defeitos não relacionados nos cromossomos que ocorrem em duas ou mais células.

Todos com mielofibrose de maior risco devem receber uma avaliação de transplante, pois esta é a única chance de cura. Os benefícios de um transplante podem valer os riscos de MFP que tenham mutações de alto risco, tais como *ASXL1*, *EZH2* e *RAS*.

O que o tratamento envolve?

Há quatro fases para receber um TCH alogênicas, que pode ser um processo exaustivo. Você pode ficar sob inibidores de JAK para reduzir o tamanho do baço e melhorar a sintomatologia até receber um transplante.

Sua equipe de assistência dará a você informações detalhadas sobre um TCH alogênicas e responderá às suas dúvidas. Para ter uma ideia geral do processo, aqui está uma breve descrição:

1. Seu sangue será testado para proteínas celulares chamadas antígenos leucocitários humanos (ALHs). Os ALHs do doador devem ser uma combinação quase perfeita com os seus para que o transplante dê certo. Mesmo com uma combinação quase perfeita, as células do doador podem atacar seu corpo. Isso é chamado de doença do enxerto versus hospedeiro (DEVH).
2. Você receberá um tratamento chamado condicionante para matar suas células da medula óssea. Isso também enfraquece o sistema imunológico, para que seu corpo não mate as células do doador.
3. Depois, você receberá células do doador por uma transfusão. Uma transfusão é uma injeção lenta de produtos derivados de sangue na veia. Células sanguíneas novas e saudáveis se formarão nas próximas duas a quatro semanas. Isso se chama enxerto.
4. Você precisará ser extracuidadoso para evitar germes nas primeiras semanas após o transplante. Isso porque seu sistema imunológico de combate a infecções já quase não existirá. Você receberá antibióticos para evitar ou tratar infecções. Você pode receber um medicamento chamado imunossupressor para evitar a DEVH.

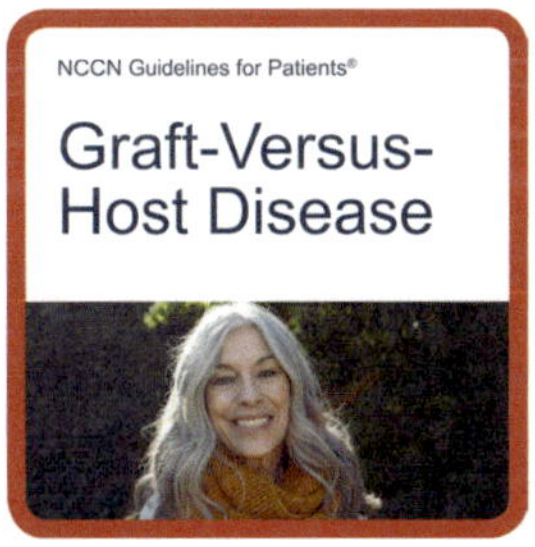

Mais informações sobre DEVH estão disponíveis em NCCN.org/patientguidelines e no aplicativo NCCN Patient Guides for Cancer.

“Faça pelas pequenas coisas. Pelos netos. É isso.
Se eu não tivesse feito o transplante de células-tronco, não estaria aqui com eles.”

Tratando a mielofibrose com anemia

Anemia é um termo para baixos níveis de hemoglobina. A maioria das pessoas com mielofibrose desenvolve anemia em um ano depois do diagnóstico. A anemia pode causar cansaço, frio e aspecto pálido. Esses sintomas são causados porque as células não estão recebendo oxigênio suficiente.

Se você tiver anemia, o profissional de saúde fará um planejamento terapêutico baseado em você:

- Ter anemia por outros motivos que não mielofibrose
- Estar tomando um inibidor de JAK agora
- Ter sintomas de anemia ou sintomas de mielofibrose

Dependendo das causas da anemia, sua equipe de assistência pode prescrever suplementos para substituir baixos níveis de ferro, folato ou vitamina B12. As opções de tratamento para anemia relacionada à mielofibrose estão listadas no **Guia 9.**

Ensaios clínicos

Os especialistas da NCCN preferem ensaios clínicos para o tratamento de anemia. Mais pesquisa é necessária para testar os tratamentos atuais em mais pessoas. E, apesar das melhorias recentes no tratamento, um tratamento melhorado ainda é necessário. Para ver mais informações sobre ensaios clínicos, leia a seção neste capítulo intitulada *Participando de ensaios clínicos*.

Inibidores de JAK

Os inibidores de JAK reduzem o tamanho do baço e os sintomas centrais, mas podem piorar a anemia. Devido à anemia, a dose de inibidor de JAK pode ser reduzida, ou o tratamento pode ser pausado ou interrompido. Há outras opções que não exigem evitar ou suspender os inibidores de JAK.

- Uma opção é tomar momelotinibe. O momelotinibe pode melhorar a anemia e os sintomas de mielofibrose. Mais informações são necessárias sobre seu uso entre pessoas com anemia, mas sem sintomas de mielofibrose.
- Uma segunda opção é tomar pacritinibe. A anemia pode não ser grave durante o uso de pacritinibe porque ele não suprime o número de novas células sanguíneas sendo produzidas, e pode até mesmo aumentar a hemoglobina.
- Para pessoas tomando ruxolitinibe, a terceira opção é continuar tomando o medicamento e começar um tratamento para a anemia. Luspatercepte-aamt, um agente estimulador da eritropoiese, ou danazol pode ser adicionado ao ruxolitinibe para tratar a anemia. Contudo, esses complementos não melhoram a anemia por tempo prolongado em muitas pessoas ou podem não ajudar em nada.

Medicamentos para hemácias

Se um inibidor de JAK não for necessário, você pode receber tratamento para anemia que aumenta o número de hemácias. Esses medicamentos para anemia incluem:

- Luspatercepte-aamt
- Agentes estimuladores da eritropoiese, como darbepoetina alfa e alfaepoetina, se um hormônio chamado eritropoetina estiver abaixo de 500 mU/mL no seu sangue
- Danazol
- Lenalidomida com prednisona para mielofibrose com gene anômalo chamado deleção 5q

Transfusões de hemácias

O tratamento padrão para anemia sintomática é uma transfusão de hemácias. Transfusões de hemácias são um procedimento comum para receber sangue doado. A maioria dos leucócitos deve ser removida do sangue doado, pois isso ajudará a evitar que o sangue doado ataque seu corpo. Também evitará que você pegue uma infecção por citomegalovírus (CMV).

Guia 9
Tratamento para mielofibrose com anemia

O tratamento para anemia com um inibidor de JAK é controlar os sintomas da mielofibrose	As opções recomendadas são: • Ensaio clínico (preferencial) • Acrescentar luspatercepte-aamt, um agente estimulador da eritropoiese, ou danazol a ruxolitinibe • Alterar o inibidor de JAK atual para momelotinibe ou pacritinibe é, às vezes, útil • Além das opções acima, você pode receber transfusões de hemácias, se a anemia estiver causando sintomas
Tratamento para anemia e sintomas de mielofibrose não controlada	As opções recomendadas são: • Ensaio clínico (preferencial) • Momelotinibe (preferencial) • Pacritinibe • Acrescentar luspatercepte-aamt, um agente estimulador da eritropoiese, ou danazol a ruxolitinibe • Além das opções acima, você pode receber transfusões de hemácias, se a anemia estiver causando sintomas
Tratamento para anemia se você não tiver sintomas de mielofibrose	As opções recomendadas são: • Ensaio clínico (preferencial) • Luspatercepte-aamt • Agentes estimuladores da eritropoiese se a eritropoetina no seu sangue for inferior a 500 mU/mL • Danazol • Momelotinibe • Pacritinibe • Lenalidomida com prednisona para deleção 5q • Além das opções acima, você pode receber transfusões de hemácias, se a anemia estiver causando sintomas

Tratando fases avançadas de mielofibrose

A mielofibrose pode progredir para uma fase acelerada ou blástica. Em mais de 20 anos, a progressão ocorre em cerca de 1 em 20 pessoas com PV ou TE. Para MFP, é cerca de 3 a cada 20 pessoas.

O marcador de progressão é um alto percentual de células sanguíneas imaturas, chamadas mieloblastos, na medula óssea ou na corrente sanguínea. Os mieloblastos (chamados simplesmente de blastos) ficam normalmente somente na medula óssea.

Em geral, a contagem de blastos na medula óssea é inferior a 5%. Na fase acelerada da mielofibrose, a contagem de blastos fica entre 10% e 19%. A fase blástica de mielofibrose [também chamada de leucemia mieloide aguda (LMA) pós-NMP] tem pelo menos 20% de contagem de blastos. A LMA pode ser diagnosticada com menos de 20% de blastos se os cromossomos tiverem certas alterações anormais.

Exames laboratoriais

Para confirmar a progressão, exames laboratoriais na medula óssea são necessários. Se não for possível remover a medula óssea, amostras de sangue podem ser usadas. Você pode conhecer alguns dos exames laboratoriais usados para progressão porque eles são usados para o diagnóstico de NMP (veja o capítulo 2):

- Citogenética usando cariótipos com ou sem hibridização fluorescente *in situ* (HFIS)
- Citometria de fluxo
- Sequenciamento de próxima geração (NGS) de mutações relacionadas à LMA

Plano de tratamento

Logo depois que a progressão for confirmada, você e sua equipe de assistência discutirão o tratamento. O tratamento pode incluir quimioterapia ou quimioterapia seguida de TCH alogênicas. Se o transplante for uma opção, você será encaminhado a um especialista em transplante.

Ensaio clínico

Se você receber ou não um transplante, os especialistas da NCCN recomendam ensaios clínicos. Pergunte à equipe de tratamento se existe um ensaio clínico aberto que seja adequado para você. Para ver mais informações sobre ensaios clínicos, leia a seção neste capítulo intitulada *Participando de ensaios clínicos*.

Quimioterapia pouco intensiva

Quando um transplante não for uma opção, a quimioterapia pouco intensiva costuma ser usada para tratamento. Um tipo de quimioterapia pouco intensiva são os agentes hipometilantes, como azacitidina e decitabina. Saiba mais sobre opções de quimioterapia de baixa intensidade para a LMA disponíveis em NCCN.org/patientguidelines e no aplicativo NCCN Patient Guides for Cancer.

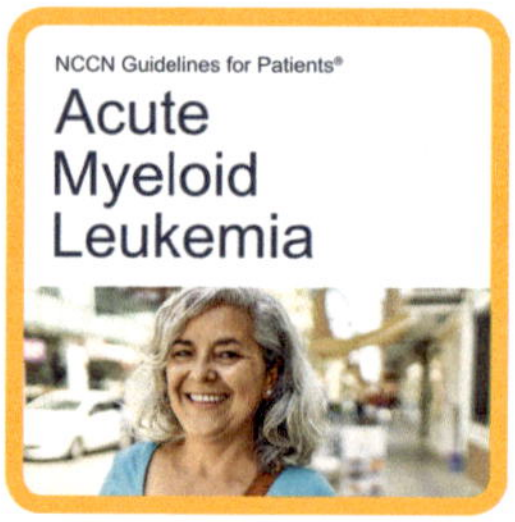

Às vezes, um inibidor de JAK ou venetoclax (Venclexta) é incluído com o agente hipometilante. O inibidor de JAK pode reduzir o tamanho do baço e os sintomas da mielofibrose. O Venetoclax é um comprimido que pode ajudar a controlar o crescimento da NMP ao ter como alvo uma proteína chamada

BCL2. Contudo, ele pode causar problemas graves de saúde e mais informações são necessárias para saber se pessoas com NMPs se beneficiam dele.

Terapia de indução

Algumas pessoas que estejam bem o suficiente são tratadas com terapia de indução, que envolve uma combinação de medicamentos. A meta da terapia de indução é livrar a medula de blastos. A quimioterapia usada para tratar a LMA costuma ser usada para indução.

TCH alogênicas

Se já estiver tomando um inibidor de JAK, ele pode ser continuado até você fazer um transplante.

Para mielofibrose avançada, a primeira etapa do tratamento é receber a terapia de indução antes de um transplante. Os transplantes têm mais sucesso quando a terapia de indução tiver bons resultados. Em vez de indução, algumas pessoas tomam um agente hipometilante com ou sem inibidor de JAK.

Há várias etapas para receber um transplante alogênico. Essas etapas são descritas no começo deste capítulo, na seção chamada *Tratando a mielofibrose sem anemia.*

> **“Sempre se prepare para o pior cenário, mas mantenha uma perspectiva positiva e espere pelo melhor. Acima de tudo, nunca desista!”**

Participando de ensaios clínicos

Os especialistas da NCCN recomendam um ensaio clínico para muitas pessoas com NMPs. Um ensaio clínico é um tipo de estudo de pesquisa médica. Ele testa as possíveis novas maneiras de combater o câncer e seus efeitos negativos nas pessoas. Depois de serem desenvolvidos e testados em um laboratório, as possíveis novas maneiras de combater o câncer precisam ser estudadas em humanos. Se for descoberto que é seguro e eficiente em um ensaio clínico, o fármaco, o dispositivo ou a abordagem de tratamento pode ser aprovado pela Food and Drug Administration (FDA, Agência de Administração de Alimentos e Medicamentos).

Todas as pessoas com câncer devem considerar cuidadosamente todas as opções de tratamento disponíveis para seu tipo de câncer, incluindo tratamentos padrão e ensaios clínicos. Converse com a equipe de assistência para saber se um ensaio clínico faz sentido para o seu caso.

Fases

A maioria dos ensaios clínicos de câncer tem o tratamento como foco. Os ensaios clínicos de tratamento são feitos em fases.

- **Ensaios de fase 1** estudam a dose, a segurança e os efeitos colaterais de um medicamento experimental ou de uma abordagem de tratamento. Eles também buscam sinais iniciais de que o medicamento ou a abordagem são úteis.
- **Ensaios de fase 2** estudam como funciona o medicamento ou a abordagem em relação a um tipo específico de câncer.
- **Ensaios de fase 3** testam o medicamento ou a abordagem em relação a um tratamento padrão. Se os resultados forem bons, ele pode ser aprovado pela FDA.

- **Ensaios de fase 4** estudam a segurança de longo prazo e os benefícios de um tratamento aprovado pela FDA.

Quem pode se inscrever?

Todos os ensaios clínicos têm regras para a inscrição, chamadas de critérios de elegibilidade. As regras podem ser sobre idade, tipo e estágio do câncer, histórico de tratamento ou saúde geral. Esses requisitos asseguram que os participantes sejam parecidos de modos específicos e que o ensaio clínico é o mais seguro possível para os participantes.

Termo de consentimento livre e esclarecido

Ensaios clínicos são controlados por um grupo de especialistas chamado de equipe de pesquisa. A equipe de pesquisa revisará o estudo com você em detalhes, incluindo a finalidade e os riscos e benefícios da participação. Todas essas informações também são fornecidas em um termo de consentimento livre e esclarecido. Leia o termo com atenção e faça perguntas antes de assiná-lo. Discuta o assunto com a família, amigos ou outros em quem confia. Lembre-se de que você pode sair e procurar tratamento fora do ensaio clínico a qualquer momento.

Dar início à conversa

Não espere sua equipe falar de ensaios clínicos. Dê início à conversa e se informe sobre todas as opções de tratamento. Se achar um estudo para o qual pode ser elegível, pergunte à equipe se você cumpre os requisitos. Se já iniciou um tratamento padrão, você pode não ser elegível para determinados ensaios clínicos. Tente não ficar desmotivado se não conseguir se inscrever. Novos ensaios clínicos sempre ficam disponíveis.

Perguntas frequentes

Há muitos mitos e conceitos errôneos em relação a ensaios clínicos. Os possíveis benefícios e riscos não são muito bem compreendidos por muitas pessoas com câncer.

Vou receber placebo?
Placebos (versões inativas de medicamentos reais) quase nunca são usados sozinhos em ensaios clínicos de câncer. É comum receber o placebo com um tratamento padrão ou um novo fármaco com um tratamento padrão. Você será informado, por escrito e verbalmente, se o placebo faz parte de um ensaio clínico antes da sua inscrição.

Como encontrar um ensaio clínico

Nos Estados Unidos

Centros de câncer da NCCN
NCCN.org/cancercenters

National Cancer Institute (NCI)
cancer.gov/about-cancer/treatment/clinical-trials/search

No mundo todo

Biblioteca Nacional de Medicina dos Estados Unidos (NLM)
clinicaltrials.gov/

Precisa de ajuda para encontrar um ensaio clínico?

Serviço de informações sobre o câncer (CIS) do NCI
1.800.4.CANCER (1.800.422.6237)
cancer.gov/contact

Os ensaios clínicos são gratuitos?

Não há pagamento para se inscrever em um ensaio clínico. O patrocinador do estudo paga as despesas relacionadas ao estudo, incluindo o medicamento em estudo. Você pode, no entanto, ter custos indiretamente relacionados ao ensaio clínico, como custos de transporte ou cuidados infantis devido a consultas extras. Durante o ensaio clínico, você continuará a receber o tratamento oncológico padrão. Esse tratamento é cobrado do seguro, e costuma ser coberto pelo mesmo. Você é responsável pela franquia e por quaisquer custos para esse tratamento que não forem cobertos pelo seguro.

Check-ups de mielofibrose

Depois de iniciar o tratamento, você precisará encontrar sua equipe de assistência com frequência. Especialistas da NCCN recomendam uma consulta a cada três a seis meses para mielofibrose de menor risco sob observação. Você pode precisar de consultas mais frequentes se receber tratamento ativo, como inibidores de JAK.

Consultas com a equipe de assistência

Durante as consultas, você será perguntado sobre sintomas novos ou sua piora e novos diagnósticos. Você pode receber uma pesquisa de sintomas chamada NMP-10 para responder. Para ver informações sobre o tratamento de sintomas, leia o *capítulo 6: Terapia de apoio.*

O profissional de saúde fará um exame físico do seu corpo. O tamanho do seu baço e do fígado será verificado.

Exames de sangue serão solicitados. O profissional de saúde monitorará seu hemograma e outros valores do sangue. Você pode passar por biópsia e aspiração da medula óssea se os sintomas piorarem ou houver sinais de possível progressão.

Resposta ao tratamento

Em pesquisa, há padrões para avaliar os resultados dos medicamentos. Saiba que seu tratamento pode funcionar, mas pode não corresponder a esses padrões. O profissional de saúde avaliará os resultados do tratamento majoritariamente com base na melhoria ou não dos sintomas.

Mudando o tratamento

O tratamento provavelmente não mudará se houver melhora dos sintomas ou se os valores do hemograma forem aceitáveis. Os motivos para mudar o tratamento incluem pouco ou nenhum alívio dos sintomas ou piora dos sintomas. Além disso, a piora dos valores do hemograma ou sinais de progressão podem desencadear mudanças no tratamento.

As decisões de tratamento podem ser orientadas pelo exame molecular. Os exames podem encontrar novas mutações desde que o último exame foi feito. Exames de sequenciamento de próxima geração (NGS) em amostras de biópsia podem detectar mutações de maior risco, tais como *ASXL1*, *EZH2* e *RAS*. Essas mutações sugerem que a mielofibrose está propensa à progressão e um transplante pode ser necessário.

Se a mielofibrose piorar, mas não progredir, o próximo tratamento é baseado no nível de risco atual e no tratamento anterior. Nova anemia pode ser tratada com medicamentos que melhoram o hemograma.

Pontos importantes

- A mielofibrose é um câncer do sangue que resulta em formação de tecido cicatricial da medula óssea (fibrose). A rapidez da piora varia amplamente entre as pessoas.
- A primeira etapa do planejamento terapêutico é avaliar o prognóstico com o uso de um sistema de estratificação de risco. As recomendações da NCCN para o tratamento se baseiam em dois níveis de risco: maior e menor.
- Se não tiver anemia, observar e esperar é uma opção para mielofibrose de menor risco que não está causando sintomas. A sintomatologia e a mielofibrose de maior risco costumam ser tratadas com inibidor de JAK. Algumas pessoas são saudáveis o suficiente para receber um transplante de células hematopoiéticas (TCH) alogênicas.
- Se tiver anemia, o tratamento pode incluir um inibidor de JAK, um medicamento que aumenta a contagem de hemácias, ou ambos. O tratamento padrão para anemia que causa sintomas é a transfusão de hemácias.
- As fases avançadas de mielofibrose costumam ser tratadas com quimioterapia, que pode variar em intensidade. A quimioterapia pode ser seguida por um transplante alogênico para algumas pessoas.
- Os especialistas da NCCN recomendam ensaios clínicos para pessoas com NMPs. O ensaio clínico testa novas maneiras de deter o câncer ou de reduzir a sintomatologia nas pessoas. Pergunte à equipe de assistência se há ensaios clínicos que sejam adequados para você.
- Você encontrará a equipe de assistência com frequência depois do diagnóstico. Durante as consultas, o estado do câncer será verificado, além de como você se sente.

"O diagnóstico inicial e a nova realidade podem ser muito avassaladores porque não se sabe muito sobre as NMPs. Embora a mielofibrose seja muito rara, existem recursos úteis de pesquisas e organizações de educação sobre NMP, além de redes de pacientes informais que dão a oportunidade de compartilhar perguntas, medos, sintomas e tratamentos. É reconfortante saber que há novas pesquisas e possíveis opções de tratamento surgindo e que podem ajudar a melhorar e prolongar nossa vida."

6
Terapia de apoio

A meta da terapia de apoio é manter ou melhorar sua qualidade de vida. Este capítulo discute algumas das necessidades de apoio de pessoas com neoplasias mieloproliferativas (NMPs).

A terapia de apoio é muito importante para todas as pessoas com neoplasias mieloproliferativas (NMPs). Não é somente para pessoas no fim da vida que precisam de hospitalização.

A terapia de apoio às vezes é chamada de tratamento paliativo porque aliviar os sintomas é o principal objetivo. No entanto, a terapia de apoio engloba outras necessidades. Você pode obter ajuda com alimentação, auxílio financeiro ou aconselhamento familiar.

Fale com a equipe de assistência sobre seus sintomas e outras necessidades para obter a melhor terapia de apoio. Um especialista em tratamentos paliativos pode ser um membro da equipe de tratamento oncológico. Esse especialista recebeu treinamento específico para prestar apoio adicional a você. Alguns centros de câncer têm programas de tratamento paliativo.

Sangramento

Pessoas com NMPs tem maior risco de sangramento. Também chamado de hemorragia, o sangramento costuma ser leve e ocorre quando as contagens de plaquetas são altas ou baixas.

O sangramento ocorre mais frequentemente na mielofibrose em comparação à policitemia vera (PV) e à trombocitopenia essencial (TE). Pode ser grave, principalmente em pessoas com anemia ou baixos valores de plaquetas.

Eventos de sangramento variam entre as pessoas. Algumas pessoas se machucam facilmente, outras têm sangramento nasal. A menstruação pode ser mais intensa que o normal. O sangramento pode ocorrer no trato digestivo. Você pode ver sangue na urina.

"Confirme se o seu hematologista/especialista em NMP ouve e realmente compreende o que você está dizendo. Não importa quais são os sintomas. Você pode ser o primeiro a sentir algo 'fora do radar'. Eles estão ali para você."

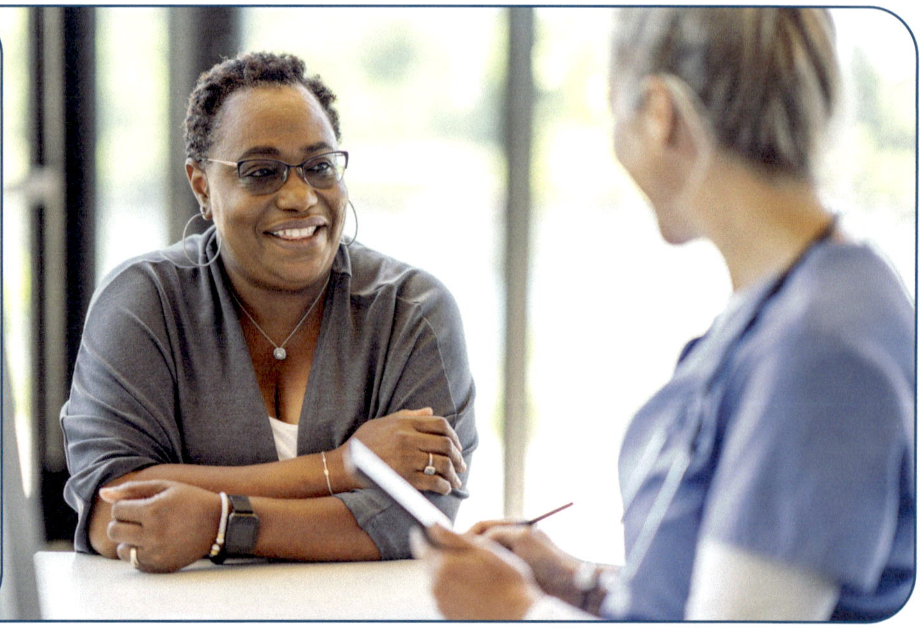

Pergunte à sua equipe de assistência que tipos de eventos de sangramento precisam de atenção médica imediata.

Causas do sangramento

Em geral, o sangramento é interrompido quando células chamadas plaquetas obstruem o orifício nos vasos sanguíneos com a ajuda de fatores de coagulação. Muitos sangramentos podem ocorrer quando o sangue não coagula corretamente.

Há várias causas do sangramento na PV e na TE:

- As plaquetas podem não agir corretamente.
- O número de plaquetas pode ser muito alto. Altos níveis de plaquetas podem diminuir o fator de coagulação chamado von Willebrand.
- Evitar a formação de coágulos sanguíneos com aspirina pode afinar demais o sangue.
- Evitar a formação de coágulos sanguíneos com tratamento antiplaquetário ou terapia citorredutora pode reduzir os valores do hemograma para níveis muito baixos.
- Tratar os coágulos sanguíneos com anticoagulantes pode desacelerar demais o tempo de coagulação.

A causa do sangramento é mais simples na mielofibrose. O sangramento costuma ser causado pelo baixo número de plaquetas.

Sangramento na mielofibrose

Você pode receber uma transfusão de plaquetas para evitar o sangramento, se a sua contagem de plaquetas for inferior a 10.000 m^3. As transfusões de plaquetas são também usadas para tratamento de sangramento. A maioria dos leucócitos deve ser removida do sangue doado. Isso ajuda a evitar que o sangue ataque seu corpo. Também previne a infecção por citomegalovírus (CMV).

As transfusões podem não interromper o sangramento. Nesse caso, agentes antifibrinolíticos podem ser usados. Esses medicamentos ajudam seu sangue a coagular.

Sangramento na PV e na TE

O profissional de saúde identificará e tratará todas as causas do sangramento. Exames de coagulação para avaliar se há doença de von Willebrand adquirida (DVWa) podem ser feitos. Níveis do fator de von Willebrand podem estar baixos devido aos altos valores de plaquetas.

A aspirina será suspensa até que a contagem de plaquetas esteja normal. Pode ser administrado tratamento para reduzir as contagens de plaquetas. Se tiver TE, você pode receber plaquetaferese, se o sangramento for grave, mas isso é raro.

Coágulos sanguíneos

Você pode ter um coágulo sanguíneo mesmo que adote medidas de prevenção. Muitos coágulos sanguíneos não controlados com segurança com o uso de anticoagulantes. A coagulação é outra palavra para a formação de coágulos. Apesar de serem chamados de afinadores de sangue, os anticoagulantes desaceleram a formação de coágulos sanguíneos.

Anticoagulantes

Pesquisas mostram que os anticoagulantes ajudam a tratar os coágulos sanguíneos na prática geral. Contudo, há pouca ou nenhuma pesquisa sobre anticoagulantes em pessoas com NMP. É desconhecido se um anticoagulante funciona melhor que outro.

Também é desconhecido por exatamente quanto tempo um anticoagulante é necessário.

O profissional de saúde decidirá por quanto tempo você tomará um anticoagulante com base na gravidade do coágulo sanguíneo. Os três tipos comuns de anticoagulantes são:

- **Heparina de baixo peso molecular (HBPM):** esse medicamento aprimora o efeito do anticoagulante natural no seu corpo. Ele é injetado na pele e pode ser tomado em casa.
- **Anticoagulante oral direto:** esses comprimidos desativam as proteínas que ajudam o sangue a coagular. Incluem apixabana (Eliquis), betrixabana (Bevyxxa), dabigatrana (Pradaxa), edoxabana (Savaysa) e rivaroxabana (Xarelto).
- **Bloqueadores de vitamina K:** entre esses medicamentos, a varfarina (Coumadin, Jantoven) é a mais frequentemente utilizada. É um comprimido para tomar em casa. A varfarina impede o fígado de usar a vitamina K, que é necessária para produzir proteínas coagulantes. Ao tomar varfarina, exames regulares serão necessários para medir a rapidez ou a lentidão da coagulação do seu sangue.

Sinais de alerta de coágulos sanguíneos

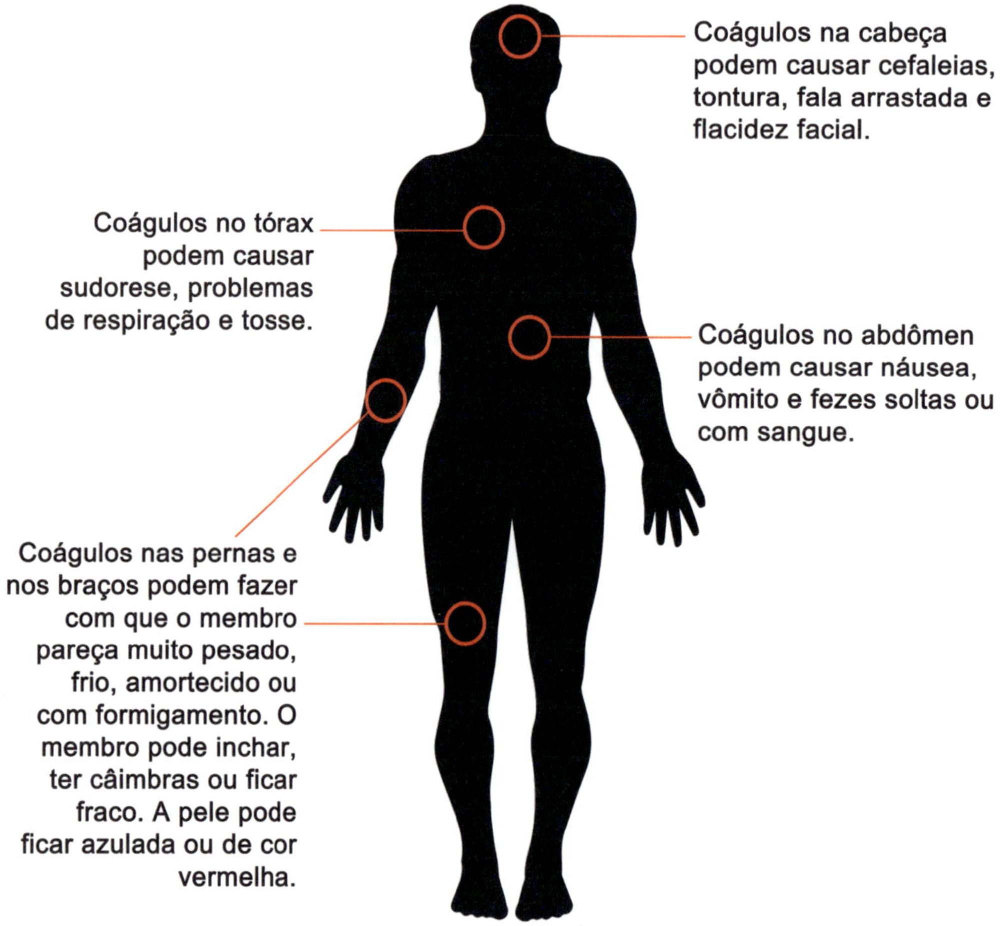

Os anticoagulantes aumentam o risco de sangramento. O risco é maior ao tomar aspirina ou fazer o tratamento que reduz as contagens de plaquetas. O profissional de saúde pode suspender esses tratamentos enquanto você estiver tomando anticoagulantes. Pessoas com fatores de risco cardiovasculares podem continuar a tomar aspirina, mas isso pode depender da situação.

Plaquetaferese

Se tiver um coágulo repentino que lhe deixe com risco de vida, você pode receber plaquetaferese. Esse procedimento retira seu sangue e remove as plaquetas. O sangue com plaquetas reduzidas será então devolvido ao seu corpo.

A plaquetaferese raramente é feita porque reduz levemente as plaquetas e por um curto período. Ela é útil na TE quando a pessoa tem sangramentos ou coágulos com risco de vida ou não responde à medicação.

Dor nos ossos

O profissional de saúde avaliará sua dor nos ossos se ela for causada pela NMP. Isso é necessário porque o tratamento para dor nos ossos relacionada à NMP é diferente do tratamento para dor nas articulações.

Em um estudo de NMP, o ruxolitinibe estabilizou a dor óssea e muscular. Para algumas pessoas, loratadina e medicamentos anti-inflamatórios não esteroides (AINEs) podem dar alívio. Uma dose baixa de radiação pode dar alívio de curto prazo à dor nos ossos.

Cefaleias e zumbido

Você pode ter um coágulo sanguíneo se começar a ter cefaleias. Além disso, sons produzidos pelo corpo e não ouvidos por outras pessoas (zumbido), como som estridente, podem ser um sintoma de coágulo sanguíneo. Fale ao profissional de saúde se tiver esses sintomas.

Cefaleias e outros sintomas vasculares podem ser aliviados com baixas doses de aspirina. Se os sintomas persistirem, tomar uma aspirina duas vezes ao dia ou tomar um agente antiplaquetário (clopidogrel) pode oferecer melhores resultados. A aspirina pode ser tomada como agente antiplaquetário. Tomar um AINE com aspirina deve ser feito com cuidado e não sem o conhecimento do médico. Sempre fale ao médico do atendimento emergencial se estiver tomando aspirina todos os dias.

Há várias opções além da aspirina. Cefaleias em pessoas com podem ser aliviadas com flebotomia ou ruxolitinibe. Para todas as NMPs, a terapia citorredutora reduz as cefaleias e outros sintomas vasculares. Enxaqueca pode ser prevenida também quando tratadas com triptonas ou topiramato.

Coceira

A coceira (prurido) é um problema comum entre pessoas com NMPs. Ela pode ser grave, causando até mudanças na vida.

A primeira abordagem para aliviar a coceira é realizar tratamentos para pele sensível. Esse tratamento inclui tomar banhos curtos, usar sabonete neutro e hidratar a pele. Anti-histamínicos (cetirizina, difenidramina) e esteroides tópicos também podem ser úteis.

Se necessário, a próxima etapa para aliviar a coceira será baseada nos benefícios e riscos dos tratamentos. O ruxolitinibe alivia a coceira. Pesquisas iniciais sobre inibidores de recaptação da serotonina seletiva (IRSS) e ultravioleta B de faixa estreita se mostram promissoras.

Outros medicamentos que podem ser tentados incluem alfapeginterferona 2a, gabapentina, aprepitanto e agentes imunossupressores, como ciclosporina, metotrexato, azatioprina, mofetil de micofenolato ou dupilumabe.

Infecções

Você pode ficar propenso a infecções devido à mielofibrose ou seu tratamento. Consulte um profissional de saúde para saber quais vacinas são seguras para você. Eles podem prescrever a vacina de zoster recombinante (morto) se você tomar inibidor de JAK.

Se pegar infecções com frequência, o profissional de saúde pode prescrever antibióticos para prevenção. Em vez de antibióticos, você pode receber o fator estimulador de colônias de granulócitos (FECG) ou o fator estimulador de colônias de macrófagos-granulócitos (FECMG), se tiver baixas contagens de neutrófilos. Esses medicamentos devem ser usados com cautela porque, embora raros, o baço aumentado pode romper.

Síndrome de lise tumoral

A síndrome de lise tumoral (SLT) ocorre quando resíduos liberados por células mortas não são rapidamente excretados do corpo. Os resíduos podem causar danos aos rins e graves distúrbios eletrolíticos no sangue. A SLT pode ser um risco de vida.

A quimioterapia de indução pode causar SLT. A quimioterapia de indução é um tratamento para mielofibrose avançada ou para leucemia mieloide aguda (LMA). Esse tratamento mata as células de câncer e resulta em muitos resíduos muito rapidamente.

A SLT pode ser prevenida por altas quantidades de líquidos durante a quimioterapia. Os líquidos ajudam a limpar os resíduos das células. Reduzir os níveis de ácido úrico com alopurinol ou rasburicase é outra opção. Rasburicase pode ser administrado como o primeiro tratamento, se você tiver ácido úrico alto ou se isso estiver afetando seus rins.

Sobrecarga de ferro

A sobrecarga de ferro é um termo para muito ferro no seu corpo. Ela pode ocorrer se você tiver muitas transfusões de hemácias. A quelação de ferro é um tipo de medicamento que remove o ferro extra do seu corpo. É uma opção, às vezes, para mielofibrose de menor risco. O profissional de saúde pode prescrever quelação de ferro se você tiver mais de 20 transfusões ou se o nível de ferritina no sangue for superior a 2.500 ng/mL.

Diretrizes de terapia de apoio

A biblioteca da NCCN Guidelines for Patients tem várias livro sobre terapia de apoio. Esses livros têm como foco o tratamento de efeitos físicos e emocionais comuns de muitos cânceres. Um livro é sobre viver de modo saudável e compartilha recomendações para exercícios, alimentos e suplementos, e vacinas.

Diretrizes de terapia de apoio

Angústia

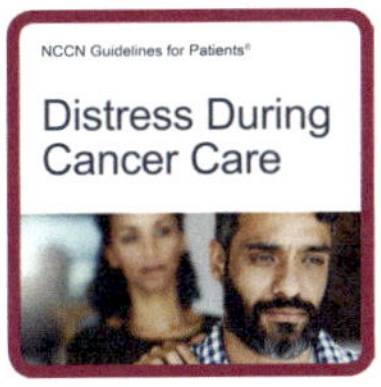

Qualquer pessoa com câncer sente angústia em algum momento. É normal sentir preocupação, tristeza, desesperança e raiva. A angústia pode ser grave e afetar como você vive.

Fadiga

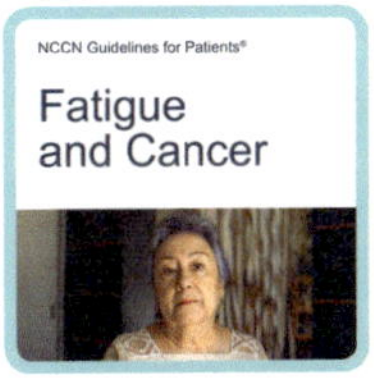

A fadiga relacionada ao câncer não é o cansaço típico que permite um dia longo e ativo. É uma falta de energia que é angustiante, não melhora com descanso ou sono normal e atrapalha a vida.

Tratamento paliativo

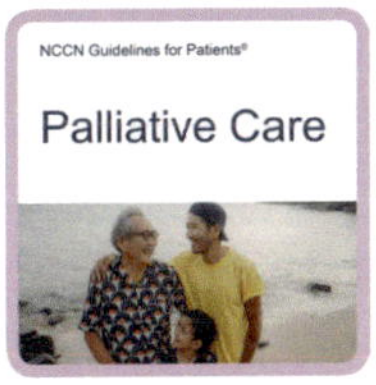

O tratamento paliativo é uma abordagem ao tratamento de saúde para pessoas que vivem com doenças graves, incluindo câncer. Ele tem como foco fornecer alívio dos sintomas e do estresse de ter câncer.

Náusea e vômito

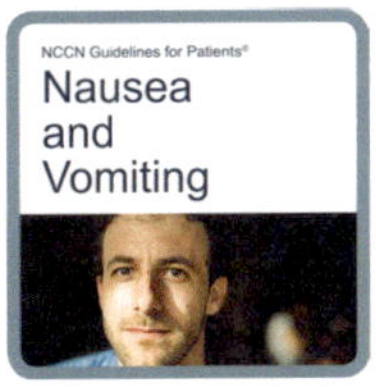

A quimioterapia pode causar náusea e vômito. A náusea é um sentimento de que você está prestes a vomitar. Vomitar é expulsar com força o que está no seu estômago.

Doença do enxerto versus hospedeiro

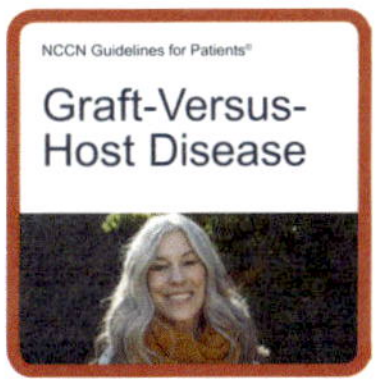

Um efeito colateral dos transplantes de células hematopoiéticas alogênicas é a doença do enxerto versus hospedeiro. Esse efeito colateral é causado pelas células do doador atacando suas células saudáveis.

Efeitos tardios e de longo prazo

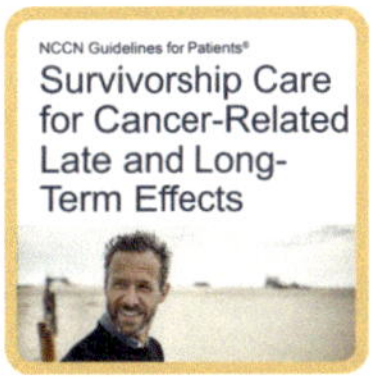

O câncer e seu tratamento podem causar efeitos tardios e de longo prazo. Os efeitos de longo prazo começam durante o tratamento e continuam depois de o tratamento terminar. Com menos frequência, os efeitos começam muito tempo depois que o tratamento terminou. Efeitos tardios e de longo prazo incluem doença cardíaca, fadiga, falta de sono, dor e depressão.

Viver de modo saudável

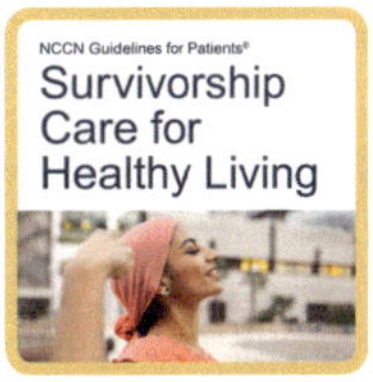

É importante começar ou manter um estilo de vida saudável. Viver de modo saudável pode ajudar a prevenir doenças e a melhorar o bem-estar. Os tópicos cobertos incluem atividade física, alimentação e vacinação.

A biblioteca completa de NCCN Guidelines for Patients está disponível em NCCN.org/patientguidelines

Pontos importantes

- A terapia de apoio é um tratamento de saúde que melhora a qualidade de vida. Ela fornece alívio dos sintomas e ajuda com outras necessidades.
- O sangramento é mais comum na mielofibrose em comparação à PV e à TE. As opções de tratamento variam entre os tipos de NMP para atingir a causa do sangramento.
- Coágulos sanguíneos são um foco do tratamento para PV e TV, mas também ocorrem em pessoas com mielofibrose. Eles são tratados com anticoagulantes e medicamentos antiplaquetários.
- Dor nos ossos, cefaleias, zumbidos e coceira ocorrem em todas as NMPs e causam muito impacto na qualidade de vida. Mais pesquisa é necessária para encontrar o melhor tratamento desses sintomas entre pessoas com NMP.
- Pessoas com mielofibrose podem desenvolver infecção frequente, síndrome de lise tumoral e altos níveis de ferro. A vacinação pode ser a melhor defesa contra infecções. Líquidos para excretar o resíduo de células podem prevenir a SLT. A quelação de ferro é um tratamento para altos níveis de ferro.
- A biblioteca da NCCN Guidelines for Patients inclui livros sobre terapia de apoio. Esses livros têm como foco efeitos comuns do câncer e seu tratamento, tais como angústia, fadiga, náusea e vômito, e falta de sono.

“Viver com um diagnóstico de NMP pode ser desafiador. Não é uma condição que define a vida, mas uma experiência que muda a vida. Ela requer compreensão e controle dos sintomas, como fadiga e dor, além do impacto emocional de viver com uma doença crônica.”

7

Tomando decisões de tratamento

É importante estar confortável com o tratamento do câncer que você escolher. Essa escolha começa com uma conversa franca e honesta com a equipe de assistência.

A escolha é sua

Na tomada de decisões compartilhada, você e a equipe de assistência compartilham informações, discutem as opções e chegam a um acordo em relação ao planejamento terapêutico. Isso começa com uma conversa franca e honesta entre você e a equipe.

As decisões de tratamento são muito pessoais. O que é importante para você pode não ser importante para outra pessoa. Alguns fatores que podem desempenhar um papel em suas decisões:

- O que você quer e como isso pode diferir do que os outros querem
- Suas crenças religiosas e espirituais
- Suas opiniões sobre determinados tratamentos
- Suas opiniões sobre a dor ou os efeitos colaterais
- O custo do tratamento, o deslocamento aos centros de tratamento e o tempo fora do trabalho ou da escola
- Qualidade de vida e duração da vida
- Quanto ativo você é e as atividades que lhe são importantes

Pense sobre o que você quer do tratamento. Discuta abertamente os riscos e benefícios de tratamentos e procedimentos específicos. Considere as opções e compartilhe as preocupações com a equipe de assistência. Se você dedicar tempo para construir um relacionamento com sua equipe, isso o ajudará a se sentir apoiado ao considerar as opções e ao tomar decisões sobre o tratamento.

Segunda opinião

É normal querer começar o tratamento o mais rápido possível. Embora o câncer não possa ser ignorado, há tempo para que outro profissional de saúde analise os resultados de seus exames e sugira um planejamento terapêutico. Isso se chama obter uma segunda opinião, e é uma parte normal do tratamento oncológico. Até mesmo os especialistas buscam uma segunda opinião!

O que você pode fazer para se preparar:

- Verificar junto ao seu plano de saúde as regras em relação à segunda opinião. Pode haver custos extras para consultar profissionais de saúde que não fazem parte do seu plano de saúde.
- Planeje o envio de cópias de todos os seus registros ao profissional de saúde que você consultará para uma segunda opinião.

Grupos de apoio

Muitas pessoas diagnosticadas com câncer acham os grupos de apoio úteis. Os grupos de apoio em geral incluem pessoas em diferentes estágios de tratamento. Algumas pessoas podem ter sido diagnosticadas recentemente, enquanto outras podem ter terminado o tratamento. Se seu hospital ou comunidade não tiver grupos de apoio para pessoas com câncer, confira os sites na Internet listados neste livro.

Perguntas a fazer

Possíveis perguntas a fazer à sua equipe de assistência estão listadas nas páginas seguintes. Sinta-se à vontade para usar estas perguntas ou crie as suas próprias.

Perguntas sobre exames de câncer

1. Que exames terei de fazer? O que está envolvido se eu precisar de uma biópsia?
2. Os exames têm riscos?
3. Preciso fazer algo para me preparar para o exame?
4. Devo levar alguém comigo nas consultas?
5. Aonde vou para fazer os exames e quanto tempo vai demorar?
6. Se algum dos exames vai doer, o que você fará para me deixar confortável?
7. Quando eu saberei os resultados e quem os explicará para mim?
8. Onde posso obter uma cópia do relatório de patologia e outros resultados de exames?
9. Há um portal on-line com os resultados do exame?

Perguntas sobre a NMP

1. Que tipo de NMP eu tenho?
2. É uma NMP de crescimento lento ou rápido?
3. Quais são as possíveis complicações da NMP?
4. Como encontro um especialista em NMP?
5. Quais são as metas do tratamento?
6. Quais são as chances de a NMP se tornar mielofibrose ou leucemia?
7. Quais são os sinais e sintomas de que a NMP pode estar mudando?

Perguntas sobre opções de tratamento

1. Quais são as minhas opções de tratamento?
2. O que acontecerá se eu não fizer nada?
3. Você sugere outras opções além do que recomenda a NCCN? Se sim, por quê?
4. Como a minha idade, sexo, saúde em geral e outros fatores afetam minhas opções?
5. E se eu estiver grávida ou planejando engravidar?
6. Alguma opção oferece cura ou controle de longo prazo do câncer?
7. Como faço para ter uma segunda opinião?
8. Quando tempo tenho para decidir sobre o tratamento? Há um assistente social ou alguém que possa me ajudar a decidir?
9. Quais são as minhas opções se a NMP progredir?

Perguntas sobre ensaios clínicos

1. Você recomenda que eu considere um ensaio clínico como tratamento?
2. Como encontro ensaios clínicos dos quais eu possa participar?
3. Qual é o medicamento do estudo usado no ensaio clínico e todos vão recebê-lo?
4. O medicamento do estudo já foi usado para outros tipos de câncer?
5. Quais são os riscos e benefícios deste medicamento?
6. Quais os efeitos colaterais que devo esperar? E como eles serão controlados?
7. Quanto tempo vou ficar no ensaio clínico?
8. Poderei receber outro tratamento se isso não funcionar?
9. Como você vai saber que o tratamento está funcionando?
10. Terei de pagar alguma coisa pelo ensaio clínico?

Perguntas sobre o que esperar

1. O hospital ou o centro de câncer oferece o melhor tratamento para mim?
2. Tenho escolha de quando começar o tratamento?
3. Quanto tempo o tratamento vai durar?
4. Como o tratamento recomendado pode interagir com outros medicamentos que já tomo?
5. Para quem devo ligar se tiver dúvidas ou preocupações sobre meu tratamento depois de começá-lo?
6. Quem eu devo contatar em caso de perguntas ou preocupações se o consultório estiver fechado?
7. Como você vai saber se o tratamento está funcionando?
8. Quais são as chances de o câncer piorar?
9. Quais tratamentos de acompanhamento são necessários depois do tratamento?

Perguntas sobre efeitos colaterais

1. Quais são as possíveis complicações e os efeitos colaterais do tratamento?
2. O câncer por si só causa algum efeito colateral?
3. Quais são os efeitos colaterais mais comuns e quanto tempo eles costumam durar?
4. Quais efeitos colaterais são sérios ou um risco de vida?
5. Há efeitos colaterais de longo prazo ou permanentes?
6. Quais sintomas devo informar imediatamente, e com quem entro em contato?
7. O que posso fazer para prevenir ou evitar os efeitos colaterais do tratamento?
8. Algum medicamento piora os efeitos colaterais?
9. Os efeitos colaterais diminuem ou pioram na gravidade com o tempo?
10. Você vai interromper ou mudar de tratamento se houver efeitos colaterais graves?

Perguntas sobre recursos e apoio

1. Com quem posso falar sobre ajuda com acomodação, alimentação e outras necessidades básicas?
2. Que assistência está disponível para transporte, cuidado infantil e assistência domiciliar?
3. Quem pode me dizer quais são as minhas opções de seguro saúde e me ajudar na solicitação de uma cobertura de saúde?
4. Quanto terei de pagar pelo meu tratamento? Que ajuda está disponível para pagar pelos medicamentos e outros tratamentos?
5. Quem pode me ajudar com minhas preocupações sobre trabalho ou escola?
6. Como posso me conectar com outras pessoas e construir um sistema de apoio?
7. Com quem posso falar se não me sinto seguro em casa, no trabalho ou em meu bairro?

Recursos

AnCan Foundation
ancan.org

Be The Match
BeTheMatch.org/one-on-one

CancerCare
cancercare.org

Imerman Angels
imermanangels.org

MPN Cancer Connection
mpncancerconnection.org

MPN Research Foundation
mpnrf.org

National Coalition for Cancer Survivorship
canceradvocacy.org

The Leukemia & Lymphoma Society (LLS)
LLS.org/PatientSupport

Triage Cancer
triagecancer.org

Queremos o seu feedback!

Nosso objetivo é fornecer informações sobre o câncer que sejam úteis e fáceis de entender.

Responda à nossa pesquisa e nos diga o que fizemos corretamente e o que poderíamos melhorar.

NCCN.org/patients/feedback

Termos que você precisa conhecer

ácido úrico
Uma substância química que está presente na maioria das células.

agente estimulador da eritropoiese
Um medicamento que ajuda a medula óssea a produzir mais células sanguíneas.

AINE
Medicamento anti-inflamatório não esteroide.

anemia
Baixos níveis de hemácias saudáveis que não conseguem fornecer oxigênio suficiente para os tecidos.

anticoagulante
Um tratamento que desacelera a formação de coágulos de sangue.

antígeno leucocitário humano (ALH)
Proteínas especiais na superfície das células que ajudam o corpo a separar as próprias células de células estranhas.

artéria
Um vaso sanguíneo que move o sangue do coração para o restante o corpo.

aspiração da medula óssea
A remoção de uma pequena quantidade de líquido da medula óssea para testar para doenças.

baço
Um pequeno órgão na esquerda do estômago, que é parte do sistema imunológico.

BCR-ABL1
Um gene anômalo que é o marco da leucemia mieloide crônica.

biópsia da medula óssea
A remoção de uma pequena quantidade de osso sólido e de medula óssea para testar para doenças.

blastos
Uma forma inicial de uma célula sanguínea que não é capaz de agir como uma célula sanguínea madura.

cariótipo
Um exame que usa um microscópio para examinar os cromossomos das células.

células-tronco hematopoiéticas
Uma célula da qual todos os outros tipos de células sanguíneas são feitas. Ela também é chamada de célula-tronco sanguínea.

citocina
Uma proteína que fortalece ou ativa o sistema imunológico.

citogenética
O estudo de cromossomos usando um microscópio.

CMV
citomegalovírus

coágulo sanguíneo
Aglomerado de sangue semelhante a um gel. Também chamado de trombo.

cromossomo
Uma estrutura longa, mas firmemente enrolada, nas células que contém instruções codificadas para comportamento celular.

diabetes mellitus
Uma doença que causa altos níveis de glicose no sangue.

diagnóstico
A identificação de uma doença com base em exames.

diferencial
Medida dos tipos diferentes de leucócitos em uma amostra de sangue.

doença de von Willebrand (DVW)
Uma desordem sanguínea que leva o sangue a não coagular.

doença do enxerto versus hospedeiro (DEVH)
Um ataque às células normais feito pelas células-tronco do sangue provenientes de um doador.

êmbolo
Um coágulo sanguíneo que não está preso a uma base e se move pela corrente sanguínea.

ensaio clínico
Pesquisas sobre um teste ou tratamento para avaliar sua segurança e se tem boa ação.

eritropoetina (EPO)
Um hormônio fabricado pelos rins.

esfregaço de sangue
Um exame que envolve ver uma gota de sangue com um microscópio para avaliar as características das células sanguíneas.

esfregaço periférico
O estudo de uma gota de sangue usando um microscópio.

esplenomegalia
Um baço anormalmente grande.

estratificação de risco
Uma avaliação da propensão de um evento com base em preditores comprovados.

exame de biomarcadores
Um exame laboratorial de uma molécula em seu corpo para avaliar sua saúde.

exame de coagulação
Um exame das proteínas que causam coagulação do sangue.

exame físico
Um exame do corpo por um especialista de saúde para sinais de doença.

exame molecular
Um exame laboratorial de um gene anômalo dentro das células.

exames de função hepática (EFH)
Exames que medem as substâncias químicas produzidas ou processadas pelo fígado.

fadiga
Uma sensação de cansaço extremo, mesmo quando houver sono suficiente, que limita o funcionamento da pessoa.

FECG
fator estimulador de colônias de granulócitos.

FECMG
fator estimulador de colônias de macrófagos-granulócitos.

ferro
Um mineral necessário para produzir novas células sanguíneas.

fibrose
A formação de tecido cicatricial de fibras de suporte no tecido.

flebotomia
Retirada de sangue.

gene
Um conjunto de instruções codificadas nas células que controlam o comportamento celular.

granulócitos
Um tipo de leucócito.

HBPM
Heparina de baixo peso molecular.

hematócritos
O percentual de hemácias no sangue.

hematologista
Um profissional de saúde que é especialista em doenças do sangue.

hemoglobina
Uma proteína nas hemácias que carrega oxigênio.

hemograma completo (HC)
Um exame do número de células sanguíneas em uma amostra.

hemorragia
Perda de sangue dentro ou fora do corpo. Também chamada de sangramento.

hibridização fluorescente *in situ* (HFIS)
Um exame laboratorial que usa corantes especiais para procurar alterações anormais nos genes e nos cromossomos das células.

hipercelularidade
Um alto número de células.

hipertensão
Pressão arterial alta.

história clínica
Um relatório de todos os seus eventos de saúde e medicamentos.

IPSET-trombose
Pontuação Prognóstica Internacional de Trombose.

IRSS
Inibidor de recaptação da serotonina seletiva.

lactato desidrogenase (LDH)
Uma proteína que ajuda a produzir energia nas células.

leucemia mieloide aguda (LMA)
Um câncer do sangue de leucócitos jovens chamado mieloblasto.

leucemia mieloide crônica (LMC)
Um câncer do sangue que leva à formação de muitos leucócitos chamados granulócitos.

leucócitos
Um tipo de leucócito.

medula óssea
Um material macio e esponjoso dentro dos ossos, onde a maioria das células sanguíneas é produzida.

megacariócito
Uma célula da medula óssea que produz plaquetas de formação de coágulos.

mielofibrose pós-PV
Policitemia vera avançada com formação de tecido cicatricial na medula óssea.

mielofibrose pós-TE
Trombocitopenia essencial avançada com formação de tecido cicatricial na medula óssea.

mielofibrose primária (MFP)
Formação de tecido cicatricial da medula óssea não devida a outros problemas da medula óssea.

MSEC-MP
Modelo prognóstico de mielofibrose secundária a PV e TE.

MS-NHA
Mastocitose sistêmica com neoplasia hematológica associada.

mutação
Um conjunto anormal de instruções codificadas nas células (gene).

neoplasia mieloproliferativa (NMP)
Um câncer de células formadoras de sangue que causa um excesso de células sanguíneas ou formação de tecido cicatricial na medula óssea.

NGS
Sequenciamento de próxima geração.

painel metabólico abrangente
Exame de até 14 substâncias químicas no seu sangue.

parestesia
Uma sensação de queimação ou formigamento no corpo.

patologista
Médico especialista em examinar células e tecidos em busca de doenças.

plaquetaferese
Um procedimento que retira sangue, remove plaquetas e então devolve o sangue alterado para seu corpo.

plaquetas
Um tipo de célula sanguínea que ajuda a controlar o sangramento. Também chamada de trombócito.

policitemia vera (PV)
Câncer de células de formação de sangue que causa muitas hemácias.

pré-MFP
Mielofibrose primária pré-fibrótica.

prognóstico
O provável curso e desfecho de uma doença com base em exames.

progressão
A piora do câncer.

prurido
Coceira na pele.

PST FAS NMP
Pontuação de sintomatologia total do formulário de avaliação dos sintomas de NMP.

saciedade
Uma sensação de satisfação ao comer.

síndrome de lise tumoral (SLT)
Um problema de saúde causado pela morte rápida de muitas células de câncer.

sintomas constitucionais
Uma condição física que é um efeito geral de uma doença.

SMD
Síndromes mielodisplásicas.

SOE
Sem outra especificação.

SPPID
Sistema de pontuação de prognóstico internacional dinâmico.

SPPIMM
Sistema de pontuação de prognóstico internacional melhorado por mutação.

terapia citorredutora
Um tratamento que reduz o número de células sanguíneas.

terapia de apoio
Tratamento para os sintomas ou os problemas de saúde causados pelo câncer ou pelo tratamento de câncer.

transcrição reversa seguida por reação em cadeia da polimerase (TR-RCP)
Um exame laboratorial que detecta o marcador de câncer mesmo se for em poucas células.

transplante de células hematopoiéticas (TCH) alogênicas
Um tratamento de câncer que substitui as células-tronco do sangue por células-tronco do doador, o que, por sua vez, produz uma nova e saudável medula óssea.

trombocitopenia essencial (TE)
Um câncer das células-tronco do sangue que produzem muitas plaquetas. Também chamado de trombocitose.

tromboembolismo venoso (TEV)
Um coágulo sanguíneo que se forma em uma veia profunda e pode ficar preso em uma artéria pulmonar.

trombose
Um bloqueio do fluxo sanguíneo nos vasos sanguíneos causado por um coágulo sanguíneo.

veia
Um vaso sanguíneo que leva sangue de volta ao coração.

zumbido
Sons que são produzidos pelo corpo e não ouvidos pelos outros, como zumbido estridente.

Colaboradores da NCCN

Este guia do paciente se baseia nas NCCN Clinical Practice Guidelines in Oncology (NCCN Guidelines®) para Neoplasias Mieloproliferativas, versão 1.2024. Ele foi adaptado, revisado e publicado com a ajuda das seguintes pessoas:

Dorothy A. Shead, Mestra em Ciências
Diretora sênior,
Operações de Informação do Paciente

Laura J. Hanisch, Estudos Avançados em Psicologia
Gerente do Programa de Informações do Paciente

Tim Rinehart
Escritor Médico

Susan Kidney
Especialista Sênior em Design Gráfico

As NCCN Clinical Practice Guidelines in Oncology (NCCN Guidelines®) para Neoplasias Mieloproliferativas, versão 1.2024 foram desenvolvidas pelos seguintes membros do Painel da NCCN:

Aaron T. Gerds, Médico, Mestre em Medicina/Presidente
Case Comprehensive Cancer Center/ University Hospitals Seidman Cancer Center e Cleveland Clinic Taussig Cancer Institute

Jason Gotlib, Médico, Mestre em Medicina/Vice-Presidente
Stanford Cancer Institute

Peter Abdelmessieh, Doutor em Osteopatia, Mestre
Fox Chase Cancer Center

Haris Ali, Médico
City of Hope National Medical Center

Mariana Castells, Médica, PhD
Membro adjunto do painel
Dana-Farber/Brigham and Women's Cancer Center

Andrew Dunbar, Médico
Memorial Sloan Kettering Cancer Center

Tracy I. George, Médica
Huntsman Cancer Institute, University of Utah

Steven Green, Médico
Roswell Park Comprehensive Cancer Center

Krishna Gundabolu, Bacharel em Medicina e em Cirurgia
Fred & Pamela Buffett Cancer Center

Elizabeth Hexner, Médica, Mestre em Medicina
Abramson Cancer Center na University of Pennsylvania

Tania Jain, Bacharel em Medicina e em Cirurgia
The Sidney Kimmel Comprehensive Cancer Center, Johns Hopkins

Catriona Jamieson, Médica, PhD
UC San Diego Moores Cancer Center

Paul R. Kaesberg, Médico
UC Davis Comprehensive Cancer Center

Andrew T. Kuykendall, Médico
Moffitt Cancer Center

Yazan Madanat, Médico
UT Southwestern Simmons Comprehensive Cancer Center

Naveen Manchanda, Médico
Indiana University Melvin e Bren Simon Comprehensive Cancer Center

Lucia Masarova, Médico
The University of Texas MD Anderson Cancer Center

Jori May, Médico
O'Neal Comprehensive Cancer Center, UAB

Brandon McMahon, Médico
University of Colorado Cancer Center

Sanjay R. Mohan, Médico, Mestre em Pesquisa Clínica
Vanderbilt-Ingram Cancer Center

Kalyan V. Nadiminti, Médico
University of Wisconsin Carbone Cancer Center

Stephen Oh, Médico, PhD
Siteman Cancer Center, Barnes-Jewish Hospital e Washington University School of Medicine

Jeanne Palmer
Mayo Clinic Comprehensive Cancer Center

*Anand A. Patel, Médico
The UChicago Medicine Comprehensive Cancer Center

Nikolai Podoltsev, Médico, PhD
Yale Cancer Center/Smilow Cancer Hospital

*Lindsay Rein, Médica
Duke Cancer Institute

*Ruth Fein Revell
Defensoria do paciente

Rachel Salit, Médica
Fred Hutchinson Cancer Center

Moshe Talpaz, médico
University of Michigan Rogel Cancer Center

Martha Wadleigh, Médica
Dana-Farber/Brigham and Women's Cancer Center

Sarah Wall, Médica, Mestre em Saúde Pública
The Ohio State University Comprehensive Cancer Center – James Cancer Hospital e Solove Research Institute

Equipe da NCCN

Mary Anne Bergman
Coordenadora de Diretrizes

Cindy Hochstetler, PhD
Cientista Oncologista/Escritora Médica

* Revisaram este guia do paciente. Para divulgações, acesse NCCN.org/disclosures.

Centros de câncer da NCCN

Abramson Cancer Center
na University of Pennsylvania
Filadélfia, Pensilvânia
+1 800.789.7366 • pennmedicine.org/cancer

Case Comprehensive Cancer Center/
University Hospitals Seidman Cancer Center e Cleveland Clinic Taussig Cancer Institute
Cleveland, Ohio
UH Seidman Cancer Center
+1 800.641.2422 • uhhospitals.org/services/cancer-services
CC Taussig Cancer Institute
+1 866.223.8100 • my.clevelandclinic.org/departments/cancer
Case CCC
+1 216.844.8797 • case.edu/cancer

City of Hope National Medical Center
Duarte, Califórnia
+1 800.826.4673 • cityofhope.org

Dana-Farber/Brigham and Women's Cancer Center |
Mass General Cancer Center
Boston, Massachusetts
+1 877.442.3324 • youhaveus.org
+1 617.726.5130 • massgeneral.org/cancer-center

Duke Cancer Institute
Durham, Carolina do Norte
+1 888.275.3853 • dukecancerinstitute.org

Fox Chase Cancer Center
Filadélfia, Pensilvânia
+1 888.369.2427 • foxchase.org

Fred & Pamela Buffett Cancer Center
Omaha, Nebraska
+1 402.559.5600 • unmc.edu/cancercenter

Fred Hutchinson Cancer Center
Seattle, Washington
+1 206.667.5000 • fredhutch.org

Huntsman Cancer Institute, University of Utah
Salt Lake City, Utah
+1 800.824.2073 • healthcare.utah.edu/huntsmancancerinstitute

Indiana University Melvin e Bren Simon
Comprehensive Cancer Center
Indianápolis, Indiana
+1 888.600.4822 • www.cancer.iu.edu

Mayo Clinic Comprehensive Cancer Center
Phoenix/Scottsdale, Arizona
Jacksonville, Flórida
Rochester, Minnesota
+1 480.301.8000 • Arizona
+1 904.953.0853 • Flórida
+1 507.538.3270 • Minnesota
mayoclinic.org/cancercenter

Memorial Sloan Kettering Cancer Center
Nova York, Nova York
+1 800.525.2225 • mskcc.org

Moffitt Cancer Center
Tampa, Flórida
+1 888.663.3488 • moffitt.org

O'Neal Comprehensive Cancer Center, UAB
Birmingham, Alabama
+1 800.822.0933 • uab.edu/onealcancercenter

Robert H. Lurie Comprehensive Cancer Center
da Northwestern University
Chicago, Illinois
+1 866.587.4322 • cancer.northwestern.edu

Roswell Park Comprehensive Cancer Center
Buffalo, Nova York
+1 877.275.7724 • roswellpark.org

Siteman Cancer Center, Barnes-Jewish Hospital
e Washington University School of Medicine
St. Louis, Missouri
+1 800.600.3606 • siteman.wustl.edu

St. Jude Children's Research Hospital/
The University of Tennessee Health Science Center
Memphis, Tennessee
+1 866.278.5833 • stjude.org
+1 901.448.5500 • uthsc.edu

Stanford Cancer Institute
Stanford, Califórnia
+1 877.668.7535 • cancer.stanford.edu

The Ohio State University
Comprehensive Cancer Center –
James Cancer Hospital e Solove Research Institute
Columbus, Ohio
+1 800.293.5066 • cancer.osu.edu

The Sidney Kimmel Comprehensive
Cancer Center, Johns Hopkins
Baltimore, Maryland
+1 410.955.8964
www.hopkinskimmelcancercenter.org

The UChicago Medicine Comprehensive Cancer Center
Chicago, Illinois
+1 773.702.1000 • uchicagomedicine.org/cancer

The University of Texas MD Anderson Cancer Center
Houston, Texas
+1 844.269.5922 • mdanderson.org

UC Davis Comprehensive Cancer Center
Sacramento, Califórnia
+1 916.734.5959 • +1 800.770.9261
health.ucdavis.edu/cancer

UC San Diego Moores Cancer Center
La Jolla, Califórnia
+1 858.822.6100 • cancer.ucsd.edu

UCLA Jonsson Comprehensive Cancer Center
Los Angeles, Califórnia
+1 310.825.5268 • uclahealth.org/cancer

UCSF Helen Diller Family
Comprehensive Cancer Center
San Francisco, Califórnia
+1 800.689.8273 • cancer.ucsf.edu

University of Colorado Cancer Center
Aurora, Colorado
+1 720.848.0300 • coloradocancercenter.org

University of Michigan Rogel Cancer Center
Ann Arbor, Michigan
+1 800.865.1125 • rogelcancercenter.org

University of Wisconsin Carbone Cancer Center
Madison, Wisconsin
+1 608.265.1700 • uwhealth.org/cancer

UT Southwestern Simmons
Comprehensive Cancer Center
Dallas, Texas
+1 214.648.3111 • utsouthwestern.edu/simmons

Vanderbilt-Ingram Cancer Center
Nashville, Tennessee
+1 877.936.8422 • vicc.org

Yale Cancer Center/Smilow Cancer Hospital
New Haven, Connecticut
+1 855.4.SMILOW • yalecancercenter.org

compartilhe conosco.

Participe da pesquisa e ajude a tornar as NCCN Guidelines for Patients ainda melhores para todos!

NCCN.org/patients/comments

Observações

Índice

Made in the USA
Monee, IL
16 March 2026

46233417R00048